皇汉医学精华书系

救急选方

[日] 丹波元简 ◎ 著

张晶　田思胜　马天越　胡明　张汝祁 ◎ 校注

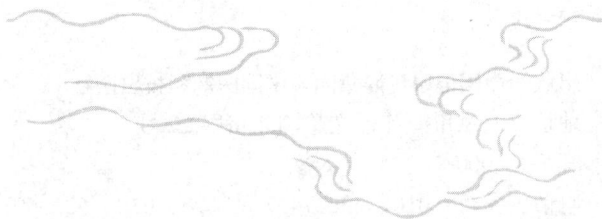

中国健康传媒集团
中国医药科技出版社

内 容 提 要

《救急选方》分上、下2卷，由日本著名汉医学家丹波元简所撰。全书收集我国历代医籍中救急处方，共载有三十门临床常见急症（如诸卒死门、中恶门、五绝死门、卒中风门、脱阳门、诸厥门、癫痫门、中寒冻死门等等）救治方法，方涉妇人科、小儿科、外伤科、食物中毒、中药中毒等内容。以病证统方，每一病证常附多个方剂，包括中药以及针灸之法，所选方药简便实用，适于作为急救选方。本书适合中医急诊、中医文献研究工作者以及中医爱好者参考阅读，具有很高的临床价值。

图书在版编目（CIP）数据

救急选方 /（日）丹波元简著；张晶等校注 . — 北京：中国医药科技出版社，2019.9

（皇汉医学精华书系）

ISBN 978-7-5214-1075-4

Ⅰ .①救… Ⅱ .①丹… ②张… Ⅲ .①急救方—日本 Ⅳ .① R289.2

中国版本图书馆 CIP 数据核字（2019）第 062743 号

美术编辑　陈君杞
版式设计　也　在

出版　**中国健康传媒集团** | 中国医药科技出版社
地址　北京市海淀区文慧园北路甲 22 号
邮编　100082
电话　发行：010 - 62227427　邮购：010 - 62236938
网址　www.cmstp.com
规格　710 × 1000mm $\frac{1}{16}$
印张　7 $\frac{1}{2}$
字数　102 千字
版次　2019 年 9 月第 1 版
印次　2023 年 8 月第 2 次印刷
印刷　三河市万龙印装有限公司
经销　全国各地新华书店
书号　ISBN 978-7-5214-1075-4
定价　26.00 元

获取新书信息、投稿、为图书纠错，请扫码联系我们。

丛书编委会

前　　言

中医学博大精深，源远流长，不仅为中华民族的繁衍昌盛做出了巨大贡献，同时远播海外，对世界医学的发展影响极大。

中国与日本是一衣带水的邻邦，中医学对日本的影响尤其重大。早在秦朝中医药文化就已经传播到了日本，《后汉书》载徐福等上书言海中有三神山，于是秦始皇遣"福入海求仙"而达日本。相传徐福通医术，精采药和炼丹，被日本人尊为"司药神"。南北朝时期，吴人知聪携《明堂图》共一百六十四卷到日本，对日本汉方医学的发展产生了重要影响，之后出现了一些著名的医家和医著，形成了早期的汉方医学。隋唐时期，日本派往中国的遣隋使、遣唐使学习佛法、政治与文化，同时也把中国的中医药书籍如《四海类聚方》《诸病源候论》等带回了日本。日本大宝年间，天皇颁布"大宝令"，采纳唐制设置医事制度、医学教育、医官等，并将《针灸甲乙经》《脉经》《小品方》《集验方》《素问》《针经》《明堂》《脉诀》等列入医生学习必修书目，仿效中医。除此之外，还邀请中国高僧鉴真东渡日本，传律讲经，传授中医药知识和药材鉴别方法等。自此，日本朝野上下，重视中医，出现了许多以研究中医学而著称的学者。公元984 年，日本医学界产生了一部极为重要的著作，即丹波康赖撰写的《医心方》，主要从我国中医经典医籍中摘要精华内容，经改编后用日文出版，成为中日医药交流一大成果，影响日本医学界近百年。金元时期，中国出现了金元四大家，形成了著名的学术流派，同样在日本也形成了三大流派。日本医家田代三喜留华 12 年，专攻李杲、丹溪之学，回国后成立了"丹溪学社"，奉丹溪翁为医中之圣，后传其学至弟子曲直濑道三，曲直濑道三以朱丹溪理论为核心，汇入个人经验形成独自的医学体系"后世派"。明代初期，《仲景全书》和宋版《伤寒论》在日本出版，引起了很大轰动，许多医家热衷研究和学习《伤寒论》，加之当时儒教盛行，国学复古思潮高涨，与此相应也出现了提倡医学应复归于古代中国医学根本的呼声。结合当时中国在中医研究方面注重《伤寒论》的情况，伊藤仁斋等认为《伤寒论》是医学的原点，主张复古，从张仲景《伤寒论》原点研究《伤寒论》，之后形成了以吉益东洞为代表的"古方派"。此时期，荷兰医学在日本开始盛行，采用汉方医学与荷兰医学折衷方法行医的医家逐渐增多，出现了《解体新书》等西洋医学与汉方医学结合的著作，形成了"折衷派"。

古方派重视中国古典医学著作如《黄帝内经》《神农本草经》《伤寒杂病论》，

其中尤为推崇张仲景所著的《伤寒论》与《金匮要略》，奉张仲景的著作为圭臬。主张医方亦应回归到医学的真正古典，亦即东汉时代《伤寒杂病论》为主的观点，树立以《伤寒论》为中心的医学体系作为目标，用《伤寒论》中的独自法则来解释《伤寒论》。认为《伤寒论》113方中的绝大多数方剂适合于临床应用，其治疗理论应当分型证治，由此奠定了汉方医学重视实证治疗并崇尚古典经方应用的基础。

正是在这种风气下，吉益东洞从《伤寒论》原点出发，针对《伤寒论》和《金匮要略》中的方药设计了一套特定处方对应特定证候的"方证相对"医疗方案，并重新整理拆解《伤寒论》和《金匮要略》。选用二书220首方剂，采取"以类聚方"，重新编排，集原书各篇中方剂应用、辨证立法条文列于该方之后，后附作者的考证及按语，解释原文中症状特点和方证内涵，编写了《类聚方》一书。同时，他对《伤寒论》《金匮要略》中常用54种药物进行研究，每品分考征、互考、辨流、品考四项，"指仲景之证，以征其用；辨诸氏之说，以明其误"，主张"万病一毒"，认为用药治病是以毒攻毒，进而撰成《药征》一书。

清代乾嘉时期朴学兴起，考据之风盛行。此风传入日本后，各地文运大兴，风靡日本儒医两界。江户儒家山本北山、大田锦城、龟田鹏斋等建立了日本考证学派。作为山本北山学生的丹波元简与其子丹波元胤、丹波元坚，亦深受儒家思想的熏陶。在儒家重现实、重人文传统的影响下，丹波元简父子重视清儒与医家著作的研究。他们兼通医儒，上承家学，旁通中国经史小学，秉承清儒的治学态度，借鉴清儒的治学方法，参考和引用中国历代医家的研究成果，客观真实，撰成如《伤寒论辑义》《金匮玉函要略辑义》《脉学辑要》《素问识》《灵枢识》《医賸》《救急选方》《伤寒论述义》《金匮玉函要略述义》等著作，集众家之长于一炉，驳误纠讹，分明泾渭，发前人所未发。又参稽相关的医籍文献，持之以医理，征之以事实，旁征博引，穷源竟委，廓清了一批聚讼纷纭的问题。其严谨文献考证学态度，深受中日两国学界好评。

《皇汉医学精华书系》选取吉益东洞、丹波元简父子、汤本求真等古方派医家中的精华医著，进行校注整理，付梓刊印，以期为广大读者呈现日本古方派医家研究以《伤寒论》为代表的医著精华。

由于水平有限，虽几经努力，但选书校注等定会存在不足之处，恳请读者不吝赐教，批评指正。

田思胜

2019年8月于山东中医药大学

校注说明

丹波元简（1755~1810 年），字廉夫，号桂山、栎窗，法号本觉文懿孝宪居士，日本著名汉医学家。其父元德掌管医学教馆，丹波元简得其父庭训，又师从山本北山、井上金峨等。据浅田惟常撰《皇汉医学丛书·皇国名医传》记载，丹波元简"性高雅，澹于势力，酷好读书，凡古今文字，言涉及医事者，悉推其根柢而究之"。丹波元简之子丹波元胤和丹波元坚亦以医术名于世。丹波元简父子对中医经典著作熟读心传，出版《素问记闻》《素问识》《难经疏证》《脉学辑要》《伤寒广要》《伤寒论辑义》《伤寒论述义》《金匮玉函要略辑义》《金匮玉函要略述义》《观聚方要补》等多种医书。其中，丹波元胤的《医籍考》至今仍是中医文献的主要参考工具书之一。丹波元简的著作具有很高的学术价值，后世流传广，对中医典籍的传承起到了十分重要的作用。

中医学在公元六世纪传入日本。在"明治维新"以前，长达一千二百多年的时间内，日本的从医人员系统学习和吸收中医学体系与方法，潜心研究，无论是在理论方面，还是在临床应用方面，都展现出了极为深厚的功底和高深的造诣，使得中医学在日本获得了极大的成就，并在医学思想与方法上直追中国历代医家，保持了与中医学的一致性。虽然中医学在日本改名为汉方医学，但其医学体系和内核仍然和我国中医学保持高度一致。因此，在我们加强学习与研究我国的中医学术典籍，继承和发掘前辈们的学术经验时，日本的汉方医学术著作同样值得我们认真学习。日本汉方医家传世的有关中医中药的著作中，《皇汉医学丛书》所收集的著作具有很大的代表性。《救急选方》是《皇汉医学丛书》收录的代表性著作之一。

《救急选方》由日本丹波元简著，全书分为上下两卷，上卷为内证，下卷为外伤，按病证不同分门类，上卷 19 门，下卷 11 门，共计 30 门。该书收录了当时及历代众多中国古代医籍中的急救验方，总结了诸多急发病证的治法，辨证清晰，内容全面。以突出临床实践应用为主要特色，对于诸急证的症状阐述简要准确，便于分辨，治疗用材简单易寻，操作方便，快捷有效。治法有多种，包括针刺、艾灸、方药等。该书为日本汉方医学非常具有特色的著作之一，对当时流传于世的众多急救方法进行了全面而系统的整理，择优分证汇总而成，书中大量引用我国清中期以前的医籍文献，保留了很多中国古代的医学成果。《救急选方》不仅给我们提供了一条了解日本主流医学的途径，也为我们学好中医、运用好中医的理法方药提供重要的海外参考文献。

此次校注以人民卫生出版社1955年刊本为底本。

在校注过程中我们作了以下调整。

1. 原书为竖排繁体，现改为横排简体。异体字、古体字、通假字等均改为现行通用简化字，不出校。原本因竖排所用"右"字，现因改为横排，全改为"上"字，不出校。

2. 原书目录与正文不一致处，互相补正，或据本书体例补正增删，出校。对底本中明显的错字，径改，不出校。

3. 对底本中明确是错讹、脱漏、衍文、倒置处，予以校正，并出校记。

4. 因版本各异，若难以判断是非或两义皆通者，则不改原文，而出校记并存，或酌情表示有倾向性意见；若属一般性虚词而无损文义者，或底本无误而显系校本讹误者，一般不予处理。若底本与校本虽同，但原文确有误者，予以勘正，并出校说明理由；若怀疑有误而不能肯定者，不改原文，只在校注中说明。

5. 对一些"巳""己"不分、"日""曰"混用的字，均予以校正，不出校记。

6. 对生僻字读音和释义均予以批注，详见正文。

7. 为方便阅读，将正文中书名简称与全称作对照，附于书末。

由于水平所限，不足之处在所难免，还望专家不吝指正。

校注者

2019年5月

目　录

上　卷

下　卷

上　卷

诸卒死门

三物备急丸《金匮》

主心腹卒暴百病。若中恶客忤，心腹胀满，卒痛如锥刺，气急口噤，停尸卒死。

大黄一两　干姜一两　巴豆一两，去皮、心，熬，外研如脂

上药各须精新。先捣大黄干姜为末，研巴豆内中，合治一千杵，用为散，蜜和丸亦佳。密器中贮之，莫令泄气，主心腹诸卒暴百病。若中恶客忤，心腹胀满，卒痛如锥刺，气急口噤，停尸卒死者，以暖水若酒，服大豆许三四丸。或不下，捧头起灌令下咽，须臾当瘥。如未瘥，更与三丸，当腹中鸣，即吐下便瘥。若口噤，亦须折齿灌之。按：《古今录验》，司空三物备急散，疗卒死及感忤，口噤不开者，即本方为散，服如大豆二枚。

还魂汤《金匮》

救卒死客忤死。

麻黄三两　杏仁七十个　甘草一两

上三味，以水八升，煮取三升，去滓，分令咽之，通疗诸感忤。里实者，用备急丸，表实者，用还魂汤。《金鉴》

救卒死方《金匮》

雄鸡冠，割取血，管吹内鼻中，蘘捣汁灌鼻中。

又方《肘后》

半夏末，如大豆许，吹鼻中。按：此《千金》疗五绝法，心下温者，一日亦可治。

又方同上

灸脐中百壮。

又方

令人痛爪其人人中取醒。

又方

以细绳围其人肘腕中，男左女右，伸绳从背上大椎，度以下行脊上，灸绳头。一云，五十状。又从此灸，横行各半绳，此凡三灸，各灸三壮即起。

又方

灸鼻下人中三壮。

又方

并两足大指爪甲聚毛中七壮，此华佗法。一云，三七壮。

又方《秘方集验》

烧炭火一杓，以醋浇之，令患人鼻受醋气即苏。

○救卒死而壮热者《金匮》。

矾石半斤，以水一升半煮消，以渍脚，令没踝。

○救卒死而张目反折方《金匮》。

灸手足两爪后各十四壮了，饮以五毒诸膏散。有巴豆者。

○救卒死而四肢不收失便者方《金匮》。

马屎一升，水三斗。煮取二斗洗之，又以牛洞一升，温酒灌口中。灸心下一寸，脐上三寸，脐下四寸，各一百壮瘥。

○小儿卒死《本草附方》。

无故者，取葱白纳入下部及两鼻孔中，气通或嚏即活。

○卒死，或先有病痛，或居常倒仆，奄忽而绝，皆是中恶之类《肘后》。

取葱中央心刺鼻，令入七八寸无苦，使目中血出乃佳。一云，耳中血出，佳。

又方

令二人以衣壅口，吹其两耳，极则易人。亦可以苇筒吹之，并捧其肩上，侧身远之，莫临死人上。

又方

以葱刺耳，耳中鼻中血出者，勿怪，无血难疗之，有血者是活候也。

又方

视其上唇里弦，有青息肉，如黍米大，以针决去之瘥。

又方

以绵渍好酒，内鼻中，手按令汁入鼻中，并持其手足，莫令惊动也。

又方

取皂荚，如大豆。吹其两鼻中，嚏则气通矣。

又方

灸其唇下宛宛中，名承浆，十壮，大良。

○备急，疗卒死而口噤不开者《外台》。

缚两手大拇指，灸两白肉中二十壮。

集验，疗卒死而有脉形候，阴气先尽，阳气后竭故也。

方《外台》

嚼薤咀灌之。

○惊怖卒死《本草附方》。

温酒灌之，即醒。

○疗火盗兵戈，惊气入心，不能言语者《危证简便》。

密陀僧末一钱，清茶调下，惊则气乱，陀僧之重，以去怯而平肝也。

小儿惊死《医法指南》

用生慈菇汁，和白蜜灌之。

○偶见人斩血籍籍，惊愕卒死者《本朝经验》。

温酒灌之，酽醋亦可。

○疗火烧闷绝不识人，以新尿冷饮之，及冷水和蜜饮之，口噤绞开与之《千金》。

○疗因回禄烟熏致死者《古今医鉴》。

生萝卜捣汁频咽，并嚼涂火疮。

附

免烟熏死法《医林集要》

居民逃避石室中，贼以烟火熏之，欲死，迷闷中，摸索得一束萝卜，嚼汁下咽而苏，又炭烟熏人，往往致死，含萝卜一片，着口中，烟气不能毒人，或预曝干为末备用亦可。或新水擂烂干萝卜饮之亦可。

又法《李楼怪症方》

一口呵地，即不死。

退烟散《本朝经验》方

预服免烟熏死。

蒿雀数个，去肠实朱砂末，浸萝菔自然汁一宿，取出，内瓦器中。盐泥固济煅存性，研末，每服五七分，白汤及冷水下。又疗产后血晕，止吐血衄血。

又法

葡萄多食免死。成膏为备尤良。

○疗笑死《寿域神方》。

凡口有微气，心下温者，用食盐成块者二两，火烧令通赤，候冷研细，以河水一大椀，同煮至三五沸，放温，分三次服之，后以鹅翎探于喉中，吐去热痰三五升，后服黄连解毒汤三二服，则笑自定，人可活矣。按：张子和，疗一妇人喜笑不休半年，用此法。《医统》云，黄连解毒汤，加半夏、竹沥、姜汁，疗喜笑不休，极效。

○喜笑欲死者，针列缺二穴，在手大指后，臂上三寸。及大陵二穴，在掌后横纹中，针三分，立效。

疗入井冢闷冒方《外台》

取其水，洒人面，令饮之。又以灌其头及身体，即活。若无水，取他水用也。

又方《寿世保元》

以水噀其面，并含水。调雄黄末一二钱，入水噀之。

又方《本朝经验》

急解患人衣，偃卧湿地上，以醋噀其面，盖以草荐，半时许即苏。

救晕针法《针灸聚英》

假令针肝经气晕以补肝经，针入复苏。甘草一二钱，水煎灌下。《本朝经验》

又方《玉机微义》

晕针者，夺命穴救之，男左女右，取之不回，却再取右，女亦然。此穴正在手膊上侧筋骨陷中，虾蟆儿上，自肩至肘，正在当中。《医学纲目》云，在曲泽上一尺，针入三分。

○针晕者，神气虚也，不可起针，以针补之。急用袖掩病人口鼻回气，内与热汤饮之，即苏，良久再针。甚者针手膊上侧陷中，即虾蟆肉上，惺惺穴，或三里，即苏，若起针坏人。《入门》。

○入浴晕倒《本朝经验》。

以冷水噀面，及浇周身，苦酒一盏，灌口鼻中，或醒后衄者，苏子降气汤，调辰砂末饮之。

苓术汤《三因》

治暑湿郁发，或入浴晕倒，口眼㖞斜，手足𤸷曳，皆湿温类也。

附子　茯苓　白术　干姜　泽泻　桂心

上等份，水煎服。

○凡人暴死，多是疔毒，急取灯遍照其身，若是小疮，即是其毒，宜急用万灵夺命丹之类。《疡医大全》方出"疔疮门"。

中 恶 门

朱犀散《得效》

治中恶中忤鬼气，其证暮夜或登厕，或出郊野，或游空冷屋室，或人所不至之地，忽然眼见鬼物，鼻口吸着恶气，蓦然倒地，四肢厥冷，两手握拳，鼻口出清血，性命逡巡，须臾不救，此证与尸厥同，但腹不鸣，心胁俱暖。凡切勿移动其尸，即令亲戚围绕，烧麝香、安息香、樟木之类，直候醒知事，方可移归。

犀角末五钱　麝香　朱砂各二钱半

上为末，每服二钱，井水调下，如无前药，用雄黄末，服一钱，煎桃枝汤调灌。

走马汤《金匮附方》

疗中恶心痛腹胀，大便不通。

杏仁二枚　巴豆二枚

上二味，以绵缠，捶令碎，热汤二合，捻取白汁饮之，当下，老小量之，通治飞尸鬼击。

又方《外台》

仰卧以物塞两耳，以两个竹筒纳死人鼻中，使两人痛吹之，塞口傍无令气得出，半日所，死人噫噫，勿复吹也。

又方《肘后》

灸两足大姆指上甲后聚毛中，各灸二七壮，即愈。

又方

灸右肩高骨上，随年壮良。

○中恶之证，因冒犯不正之气，忽然手足逆冷，肌肤粟起，头面青黑，精神不守，或错言妄语，牙紧口噤，或头旋晕倒，昏不知人，即是卒厥客忤，飞尸鬼击，吊死问丧，入庙登冢，多有此病，苏合香丸灌之方见中风。候稍苏，服**调气平胃散**《要诀》。

白豆蔻　丁香　檀香　木香各二两　藿香　甘草各八两　砂仁四两　苍术八两　厚朴　陈皮各二两

上姜枣水煎，入盐十捻。

五绝死门

疗五绝死方《千金》

夫五绝者，一曰自缢，二曰墙壁压迮，三曰溺水，四曰魇寐，五曰产乳绝，皆取半夏一两，细下筛，吹一大豆许，纳鼻中，即活。心下温者，一日亦可活。按：《夷坚续志》，添无病卒死，为六绝死，亦主此方，又《医说》，载刘大丞毗陵人，有邻家朱之质，有一子，年三十一岁忽然卒死，脉全无，大丞取齐州半夏细末一大豆许，纳鼻中良久身微暖，气更苏，人问卒死大丞单方半夏，如何得活死人，答曰，此南岳魏夫人方，○此方《三因》名半夏散，疗五绝及诸暴绝证。

救自缢死法《金匮》

旦至暮，虽已冷，必可疗，暮至旦，小难也，恐此当言阴气盛故也。然夏时夜短于昼，又热，犹应可疗。又云，心下若微温者，一日以上，犹可活。《医学心悟》曰，予尝见自暮至旦，而犹救活者，不可轻弃也。徐徐抱解，不得截绳，上下安被卧之。一人以脚踏其两肩，手少挽其发，常弦弦勿纵之，一人以手按揉胸上，数动之，一人摩捋臂胫屈伸。若已僵，但渐渐强屈之，并按其腹，如此一炊顷，气从口出，呼吸眼开，而犹引按莫置，亦勿苦劳之，须令可少桂汤，及粥清含与之，令濡喉。渐渐能咽，乃稍止，兼令两人，以两管吹其两耳弥好。《千金》云，以氈氀覆口鼻，两人吹其两耳。此法最善，无不活也。

又方《千金》

皂荚末　葱叶

吹其两鼻孔中，逆出复内之。

又方

以蓝青汁灌之。

○又极须安定身心，徐徐缓解，慎勿割绳。抱取心下犹温者，刺鸡冠血滴口中，即活。男用雌鸡，女用雄鸡。

又方

鸡屎白

以枣许酒半盏和，灌口鼻中，即活。

又方

梁上尘

如大豆，各纳一筒中，四人各一筒，同时吹两耳鼻中，极力吹之。

又方《愿体集》

凡自缢之人，若绳细痕深者，最称难救，须急令人抱，将结解开，切勿割断绳子，以手揉其项痕，捻圆气管，并摩按胸腹，或用手扪其口鼻，或用口对口接气，令一人以脚踏其两肩，手挽其发，常令扯急，不可使头低下。再令一人，以膝盖或手厚裹衣服，紧紧抵住谷道，妇人并抵阴户，勿令泄气，若手脚已经僵直，必须盘曲，如僧打坐之状，急以两管，吹其两耳，再碾生半夏末、皂角末，吹入鼻孔，以针尖刺鼻下人中穴，以艾灸脚心涌泉穴，男左女右，各三醮，男刺雌鸡冠血，女刺雄鸡冠血，滴入口中，以安心神，再以姜汤，化苏合丸灌之。如无苏合丸，以浓姜汤灌之，其一切治法，必待气从口出，呼吸眼开，方可歇手。苏醒后，只宜少饮粥汤，润其咽喉，不可骤与饭食，依此拯救，再无不活之理。《疡医大全》云，必须心口尚温，大便未下，舌未伸出者救治。

又方《管氏五绝治法》

徐徐放下，将喉气管捻圆，揪发向上揉擦，用口对口接气，粪门用火筒吹之，以半夏、皂角搐鼻，以姜汁调苏合香丸灌之，或煎木香细辛汤调灌亦得，如苏，可治。绳小痕深过时身冷者，不治。

○用救法活。

却用降气汤、三和汤、苏合香丸灌之《居家必用》。

救压死法《三因》

以死人安着，将手袖掩其口鼻眼上，一食顷活，眼开。仍与热小便，若初觉气绝而不能言，可急劈口开，以热小便灌之，打扑者亦用此。

○疗压死及坠跌死，心头温者《奇效单方》。

急扶起，将手提其发，用半夏末吹入鼻内，少苏，以姜汁同香油，打匀灌之，次取药服。

又方《万全续方》

以雄鸡一只刺血，以好酒一碗，搅匀热饮，外用连根葱，炒烂，敷上包裹之，冷再换。余当与"撷扑门"互考。

救溺死法《金匮》

取灶中灰两石余，以埋人，从头至足，水出七孔，即活。李时珍云，用灶灰一石埋之，从头至足，惟露七孔，良久即苏。凡蝇溺水死，试以灰埋之，少顷即便活，甚验。盖灰性暖，而能拔水也。

又方《肘后》

取瓮倾之，以死者伏瓮上，令口临瓮口，以芦火二七把，烧瓮中，当死人心下，令烟出少入死者鼻口中，鼻口中水出尽，则活。芦尽更益为之，取活而止，常以手候死人身及瓮，勿令甚热，冬天常令火气能使死人心下足得暖。

若卒无瓮，可就岸穿地，令如瓮，烧之令暖，乃以死人着上，亦可。

又方

便脱取暖釜覆之，取溺人伏上，腹中出水，便活也。

又方《千金》

屈两脚，着生人两肩上，死人背向生人背，即负持走行，吐出水，便活。

又方

解死人衣，灸脐中，凡落水经一宿，犹可活。

又方

绵裹皂荚，内下部中，须臾出水，又裹石灰，内下部中，水出尽则活。

又方《得效》

用酒坛一个，以纸钱一把，烧放坛中，急以坛口覆溺水人口面上，或脐上，冷则再烧纸钱于坛内，覆口面、脐上，去水即活，奈人不谙晓，多以为气绝，而不与救疗可怜。

又方《奇效单方》

将醋半盏，灌鼻中。按：《本朝经验》，用热醋一碗，奇效。

〇凡遇溺水者，视其心坎尚温，以圆器覆地下，置门一扇于上，令溺者仰卧，以鸭血灌之口中，或大小便出水，即苏《广笔记》。

〇凡人溺水，往往壁泥覆罨或倒提出水，皆未全验，惟用盐，不拘多少，使强有力者，自顶及踵，四肢腹背用力摩擦，须臾水自百毛孔中出，良久涨消气苏，虽过时可活《博闻类纂》。

又方 本朝典药寮方

雄鸡冠血，将一茶盅灌之，少顷水出即活，神验。

〇凡水溺之人，夏月可救，冬天难救，捞起时，切勿倒控，急急将口撬开，横衔箸一双，使可出水，以竹管吹其两耳，碾生半夏末，吹其鼻孔，皂角末置管中，吹其谷道。如系夏月，用牛一只，将溺人肚皮，横覆牛背之上，两边使人扶住，牵牛缓缓行走，腹中之水，自然从口中并大小便流出，再用苏合丸，化开灌之，或生姜汁灌之。若无牛以活人仰卧，令溺人如前将肚皮，横覆于活人身上，令活人微微动摇，水亦可出，若一时无牛，兼活人不肯拯救，或覆锅一口，将溺人覆于锅上，亦可。如系冬月，急将湿衣解去，一面炒盐，用布包熨脐，一面厚铺被褥，取灶内灰多多铺于被褥之上，令溺人覆卧于上，肚下垫以绵枕一个，仍以灰将浑身厚盖之，灰上再加被褥，不可使灰眯于眼内，其撬口衔箸，灌苏合丸、生姜汤，吹耳鼻谷道等事，俱照夏天救法。冬天醒后，宜少饮温酒，夏天苏醒后，宜少饮粥汤《愿体集》。

〇溺水死，若五孔有血者，不活《五绝疗法》。

救魇死法《肘后》

卧忽不寤，勿以火照之杀人，但痛啮其脚踵，及足拇指甲际，而多唾其面则觉也。

又方

皂荚末，以竹筒吹两鼻孔中，即起。

又方

以芦管吹两耳。

又方《外台》

以盐汤饮之，多少任意。

又方

雄黄细筛，管吹两鼻中。

又方《千金翼》

灸两足大指聚毛中，二十一壮。

〇救魇死，不得着灯火照，亦不得近前急唤，多杀人，若原有灯，即存。《得效》〇《医学心悟》云，卧处原有灯，则存。如无灯，切不可以灯照其面，只可远远点灯耳。

雄朱散《得效》

治魇死。

其证初到客舍，或馆驿，及久无人居冷房中，睡觉鬼物魇魅，或闻其人吃吃作声，便令人叫唤，如叫不醒者，此乃鬼魇，须臾不救即死。

牛黄　雄黄各一钱　朱砂半钱

上为末，和匀，先挑一钱许烧，次挑一钱用酒调灌之。

魇绝者，神虚气浊，风痰客于心肺，所以得梦不觉，浊气闭塞而死。气动不苏，面青黑者不活，急以搐鼻散，引出膈痰。次以苏合丸，导动清气，身动则苏，若身静色陷者，不疗《五绝疗法》。

搐鼻通天散

猪牙皂角去皮弦一两　细辛　半夏各五钱

共为极细末，每用一二分，吹鼻中，得嚏则苏。

○救产乳绝法。救法，出下"妇人急证门"。

卒中风门

疗卒中法《直指》

天南星　木香　苍术　半夏　细辛　甘草　石菖蒲各一钱

生姜七厚片，水煎，乘热调苏合香丸三丸灌下。痰盛者加全蝎二枚灸，疗一切卒中初作皆可用此。先以皂角，去弦皮，细辛或生南星、半夏为末，揭以管子，吹入鼻中，候其喷嚏，即进前药，牙噤者，中指点南星、细辛末并乌梅肉，频擦自开。

又方

木香二钱　南星七片　生姜七片　石菖蒲二寸

上水煎乘热调木香末一钱，苏合香丸三丸与之。

三生饮《易简》

疗卒中昏不知人，口眼喝斜，半身不遂，咽喉作声，痰气上壅，或六脉沉伏，或指下浮盛，并宜服之，兼疗痰厥饮厥。

南星一两　川乌半两　生附半两　木香一分

上姜十片，水煎，或口噤不省人事者，用细辛、皂角各少许，或只用半夏为末，以芦管吹入鼻中，候喷嚏其人少苏，然后进药，痰涎壅盛者，每服加全蝎五枚，仍服养生丹镇坠之。

一法

气盛人，止用南星八钱，木香一钱，加生姜十四片煎两服，名星香散。

生姜生附汤《三因》

疗卒中风涎潮，昏塞不知人。

大附子一枚

上生姜一两，水煎冷服。

一法

加沉香一钱。

一法

加辰砂末少匕，此药能正气消痰散风，神效。

○疗中风忽然昏若醉，形体昏闷，四肢不收，风涎潮于上，鬲气闭不通，宜用**救急稀涎散**《本事》。

猪牙皂角四挺，肥实不蛀者，去皮　白矾一两

上细末，研匀，轻者半钱，重者三字，温水调灌下。不大呕吐，但微微冷涎出一二升，便得醒，醒后缓缓调理，不可便大段，亦恐过伤人。

○诸中卒倒，身体强直，口噤不语，脉沉或伏，应用苏合香丸灌之。一时无药，用皂荚末搐鼻，或瓜蒂为末，水调服吐之。

又方

用香油，或生姜自然汁灌之，即苏《万全备急方》。

○中风口开，喘急如鼾，撒手遗尿，汗出不止，阳虚暴绝死证也，当以大剂人参附子救之《万全备急方》。

又方

当急灸百会、人中、气海《危证简便》方。

○中风痰涎涌盛，昏不知人，应用四生散。南星，附子，乌头，人参。

○若热者，以胆南星三钱，木香一钱，水煎灌之《万全备急方》。

○凡中风昏倒，最要分别闭与脱，二证明白。如牙关紧闭，两手握固，即是闭证，用苏合香丸，或三生饮之类开之，若口开心绝，手撒脾绝，眼合肝绝，遗尿肾绝，声如鼾肺绝，即是脱证。更有吐沫直视，肉脱发直，摇头上撺，面赤如妆，汗出如珠，皆脱绝之证，以人参二两、熟附五钱煎浓灌下，及灸脐下，虽曰不理，亦可救十中之一，若误服苏合香丸之类，即不可救矣《医宗必读》。

○口噤，用甘草二段，每段长一寸，炭火上涂麻油，炙干，抉开牙关令

咬定，约人行十里许，又换甘草一段，然后灌药，极效《医宗必读》。

○疗初中风，筋急口噤，牙关不开，不能进药者。乌梅肉频擦牙，牙关酸软，则易开矣《危证简便》方。

又方

天南星为末，中指蘸，擦左右大牙，各二三十指，其口自开。一方，加片脑等份。一方，加乌梅肉、细辛，揉和擦之。

又方

白矾、盐梅等份擦之，涎出自开。

○疗中风、中暑、中气、中恶、中毒、干霍乱，一切卒暴之疾《心法附余》。

生姜汁与童便各半，和匀，徐徐灌之，立可解散，盖姜能开痰下气，童便降火故也。

○卒暴僵仆，不省人事，牙关紧急，喉中痰声，须设法将药灌下，或人衔药汁于铜管中，努力吹，冲入咽嗌而下，妙也。服下不宜众人乱嚷，益加恍惚，将患人两掌摩之，及揉二中指，并掐鼻下人中《医经会元》。

沉香半夏汤《针灸资生经》

主气去痰。

附子炮，一只　沉香等份　人参半两　半夏二钱　南星一钱

上生姜十片，水煎。

○延年，疗膈上风热，心藏恍惚如醉《外台》。

竹沥三升　羚羊角屑二分　石膏十分　茯苓六分

上水煎，合竹沥服。

○独参汤加竹沥、姜汁，疗气虚有痰《金匮钩玄》。

夺命散《青囊杂纂》

疗卒暴中风，痰涎壅塞，牙关紧急，目上视等危证，大有神效。

青礞石四两，焰消煅过

研为末，每服半钱，酒调下，功效不可尽述。按：《幼幼新书》，用此散。疗急慢惊风，痰涎壅塞咽喉，命在须臾，服此坠下风痰，乃疗惊利痰之圣药也，焰消用一两。

苏合香丸《局方》

疗卒中昏不知人及霍乱不透，心腹撮痛，鬼疰客忤，癫痫惊怖，狐狸等

病，或颠扑伤损，气晕欲绝，凡是仓卒之患，悉皆疗之。

香附子　青木香　乌犀角　白术　朱砂研，水飞　丁香　诃梨勒煨取皮　白檀香　安息香别末，无灰酒一升熬膏　沉香　麝香　荜拨各二两　龙脑研　熏陆香别研　苏合香油入安息香膏内各一两

上为细末，入研药匀，用安息香膏，并炼白蜜和剂，每服旋丸如梧桐子大，早朝取井华水，温冷任意化服四丸，老人小儿，可服一丸，温酒化服，亦得。

养正丹《局方》

疗元气虚亏，阴邪交荡，正气乖常，上盛下虚，气不升降，呼吸不旋，足头气短及中风涎潮，不省人事，阳气欲脱。

水银　硫黄研细　朱砂研细　黑锡去滓称与水银结沙各一两

上用黑盏一只，火上熔黑铅成汁，次下水银，以柳杖子搅匀，次下朱砂，搅令不见星子，放下少时，方入硫黄末，急搅成汁和匀。如有焰以醋洒之，候冷取出，研如粉极细。用糯米粉煮糊为丸，如绿豆大，每服二十粒，加至三十粒，盐汤下。此药升降阴阳，既济心肾，空心食前，枣汤送下，神效不可具述。

〇暴中卒厥，卒然仆倒昏瞆，痰涎壅盛潮作。若或口开手撒声鼾遗尿眼合，此是脏绝。不理，若不全见，犹可。其有摇头撺目，面妆发直，吐沫汗珠，面黑遗尿，眼闭口开喘多，与夫吐出紫红，此为不理之病《嵩崖尊生书》。

〇卒中风不语者，用黄雌鸡一只，生破其腹，紧缚在脐上，即醒能言，亦神方也。是法明人墨书，以偶得之附此。

脱 阳 门

大固阳汤《得效》

疗脱阳证。或因大吐大泻之后，四肢逆冷，元气不接，不醒人事，或伤寒新瘥误行房，小腹紧痛，外肾搐缩，面黑气喘，冷汗自出，亦是脱阳证，须臾不救。

大附子一两　白术　干姜各半两　木香一分

上水煎，放冷灌服。

又方

桂枝二两，好酒二升，煎至一升，候温分作二服灌之。

又

葱白连须，三七茎，细剉，砂盆内研细，用酒五升，煮至二升，分作三服灌之。阳气即回，生姜三七片，切碎研，酒煎服，亦效。仍炒葱白或盐熨脐下气海，勿令气冷。

○久旷之人，或纵欲之人，与女交合，泄而不止，谓之走阳。其女须抱定，勿使阴茎出户，急呵热气于口中，以指捻尾间，即救矣。若女人惊而脱去者，十有九死。亟以童女接气，灌以大剂独参汤，亦可活者。《医宗必读》○《丹台玉案》此证亦名脱阳，用大固阳汤，及蒸脐法。

○色厥暴脱者，必以其人本虚。偶因奇遇，而悉力勉为者有之，相因相慕日久，而纵竭情欲者亦有之，故于事后，则气随精去。而暴脱不返，宜急掐人中，仍令阴人搂定，用口相对，务使暖气嘘通，以接其气，勿令放脱，以保其神。随速用独参汤灌之，或速灸气海数十壮，以复阳气，庶可挽回《景岳全书》。

○男女交接而死者，男子名走阳，女子名脱阴，男虽死阳事犹然不倒，女虽死阴户犹然不闭，有梦中脱泄死者，其阳必举，阴泄，容犹带喜笑，为可证也，皆在不救《证治汇补》。

诸 厥 门

○尸厥脉动而无气，气闭不通，故静而死也《金匮》。

○菖蒲屑纳鼻两孔中吹之，令人以桂屑着舌下，剔取左角发方一寸，烧末，酒和灌，令入喉立起。

○崔氏，凡尸厥为病，脉动而形无所知，阳脉下坠，阴脉上争，荣卫不通，其状如死，而犹微有息，其息不常，人乃不知，欲殡殓者，疗之方《外台》。

急以芦管吹其两耳，极尽以气吹之立起。若人气极，别可易人吹之。

又方

灸鼻下人中七壮。又灸阴囊下，去下部一寸百壮，妇人灸两乳中间。

又方《千金》

灸百会百壮。

朱砂丸《圣惠》

疗尸厥脉动而无气，气闭不通，故静如死，不疗三日当死。

朱砂　雄黄　附子各三分　桂心一两半　巴豆二十枚，去油

上为末炼蜜和丸，如麻子大，每服以粥饮下五丸，不知更下二丸，若利多即止之。

硫黄散《得效》

尸厥蓦然死去，四肢逆冷，不省人事，腹中气走如雷鸣，命在顷刻。

焰硝半两　硫黄一两

共为末，作三服，每服用旧酒一大盏煎，觉焰消起，倾于盏内盖着。服如人行五里，又一服，不过三服，即醒。兼灸百会穴四十九壮，脐下气海丹田三百壮，觉身体温止。

又方

用附子七钱，重包煨熟，去皮脐为末，作二服，用酒三盏，煎一盏服。如无附子，生姜自然汁半盏，酒一盏，同煎令百沸，并灌二服，仍照前灸。《惠济》不用焰硝，用马牙硝。

〇气厥即中气，因七情内伤气逆为病，痰潮昏塞，牙关紧急，但七气皆能使人中，因怒而中尤多。中气之状，与中风相似，所以别者，风中身温，气中身冷，急以苏合香丸灌之《要诀》。

〇气实而厥者，其形气愤然勃然，脉沉弦而滑，胸膈喘满，此气逆也，理宜以四磨饮苏合香丸之类《景岳》。

四磨饮《济生》

疗七情伤感，上气喘急。

人参　槟榔　沉香　乌药

上各浓磨水，和煎服，或服养正丹尤佳。《卫生家宝》不用人参，用木香。

〇痰厥气虚，身微冷，面淡白昏闷，不知人事，宜顺元散。即三生饮，乌、附、南星并炮。

〇气盛身热面赤，宜星香汤。即南星、木香，见"中风门"。

○又用生清油一盏，灌入喉中，须臾逐出风痰立愈《得效方》。

○风涎暴作，气塞倒仆《本草衍义》，用瓜蒂为末，每用一二钱，腻粉一钱七，以水半合调灌，良久涎自出，不出，含砂糖一块，下咽即涎出也。

○痰厥者，卒然不省人事，喉中有水鸡声是也。

用牙皂二根，白矾二钱，二味生研为末，吹入鼻中，即烧竹沥姜汁少许，灌入喉中，须臾痰涎逐下，立愈《普渡慈航》。

○痰涎发厥，脉弦滑者，二陈汤加竹沥。挟寒，加生附子；挟火，加芩、连、山栀、竹沥。凡厥证，为颠，为昫仆，为妄见，或腹胀，二便不利，或呕，或心痛，皆痰火郁气病也《入门》。

○痰厥者，因气逆痰壅，故忽然昏迷卒倒，咽中涎潮，如拽锯声，宜先以瓜蒂散吐之，后用顺气导痰之类药《证治大还》。

痰厥起死回生方《危证简便》

斗大石灰一块，先入阴阳水，高一二指，候澄清，出水一小杯，研入麝香一分，撬开牙关，灌下立苏，以尿出肠鸣为验。

○疗痰迷不省人事《危证简便》。

明矾一两　朱砂一钱

共为一服，一钱白汤下。

又方

明矾末，打阴阳水灌之，再服再吐，极妙。

吐痰丹《危证简便》

善吐顽痰，起死回生，牙关开后，即宜进此。

生雄黄一钱　胆矾一钱　生滑石一钱

共为细末，大人五分，小儿三分，白汤调下，一时即吐顽痰。

○食厥者，醉饱过度，或感风寒，或着气恼，以致填塞胸中，阴阳否隔，升降不通，忽然厥逆昏迷，口不能言，肢不能举。若误作中风中气疗之，必死。凡遇此等卒暴之病，必须审问曾否醉饱过度，有此，加以气口脉紧盛，且作食滞疗之，先煎盐汤，探吐其食，吐之后，若别无他证，只用平胃散，加半夏曲蘖之类调理《医碥》。

○血厥之证有二，以血脱、血逆皆能厥也。血脱者，如大崩大吐，或产血尽脱，则气亦随之而脱，故致卒仆暴死，宜先掐人中，或烧醋炭，以收其气，急用人参一二两，煎汤灌之，但使气不尽脱，必渐苏矣，然后因其寒热，徐为调理。血逆者血因气逆，必须先理其气，气行则血无不行也，宜通瘀煎之类主之。候血行气舒然后随调理《景岳》。

通瘀煎《景岳》

当归　山查　香附　红花各二钱　青皮钱半　乌药一二钱　木香七分
水酒煎服。

还魂汤《医统》

疗血逆卒厥，并产后血厥，昏晕目闭口噤，惟妇人多有此病。
当归　芎䓖　肉桂　干姜　芍药　甘草　黑豆炒　紫苏各等份
上水煎，或为末，酒调灌下。

芎归养荣汤《玄珠》

有吐衄不知人而厥者，此血厥也，疗之无论其脉，急用此汤，或独参汤以救之。
当归　川芎　芍药　熟地黄　黄柏　知母　人参　麦冬　枸杞子　甘草
上水煎服。
〇大怒载血，瘀于心胃，而暴死者，名曰血升。逐淤行血，妇人产后经行，偶着恚怒，多有之。《证治汇补》〇按：当考后"产乳绝门"。

宁神散《入门》

疗失血过多，心神昏闷，言语失常，不得睡卧。
辰砂　乳香各五钱　酸枣仁　人参　茯苓各一两　琥珀七钱半
为末，灯心、枣子煎汤，调服一钱。
〇酒厥纵饮无节之人，多有此病。全似中风，轻者犹自知人，重者卒尔晕倒，忽然昏愦，或躁烦，或不语，或痰涎如涌，或气喘发热，或咳嗽，或吐血，大便干燥，脉实，喜冷者，此湿热上壅之证，进雪梨浆绿豆饮，以解其毒《景岳》。

绿豆饮《景岳》

用绿豆，不拘多寡，宽汤煮，糜烂，入盐少许，或蜜亦可，待冰冷，或厚或稀，任意饮食，若火盛，口甘，不宜厚味，但略煮半熟清汤，冷饮之，尤善。

雪梨浆《景岳》

用清香甘大梨，削去皮，别用大椀，盛清冷甘泉，将梨薄切，浸于水中。少顷，水必甘美，但频饮其水，勿食其粗。

〇酒厥生姜细捣，自然汁，温灌喉中，立起之《惠济》。

疫厥亦名瘟疫暴亡

凡人感瘟疫，视其证脉，尚不至殒命不救，而突然无气，身直，甚至无脉，且不可惊慌，视为告终，此疫厥也，急用腊月雄狐胆，温水研灌即活。若牙关已紧，即撬开灌之。雄狐胆，必腊月预为构收为妙，松峰曰，如得此症，不论有无狐胆，总宜先针少商穴，并十指甲上薄肉，摄出恶血，并用好猪牙皂末吹鼻，可活。《松峰说疫》〇按：无狐胆，用真熊胆，亦得。

色厥见于"脱阳门"

乳厥见于"妇人门"

癫痫门是多属缓证，然其发卒暴，故收载一二应急之方，

常与"小儿惊风门"互考

沉香天麻汤《拔萃》

疗痫瘷筋挛。

沉香　益智　川乌各二钱　天麻　防风　半夏　附子炮,各三钱　羌活五钱
甘草　当归　姜蚕各一钱半

生姜三片，水煎。按：此方，原出《卫生宝鉴》。疗小儿惊痫，多服寒凉之剂，复损伤元气，动则如痫。洁古云，昼发灸阳跷申脉穴，在外踝下陷中，容爪甲白肉际是也。夜发灸阴跷照海穴，在于足内踝下陷中是也，先灸两跷各二七壮，然后服前药。

五生丸《永类》

疗痫有神效。

南星　半夏　川乌　白附子各一两　大豆去皮秤,二钱半

上为细末，滴水为丸，桐子大，每服三丸，至五丸，不得过七丸，姜汤下。

熊参汤《本朝经验》

疗元气亏损，痫厥掣疭，熊胆，豆粒许，煎人参汤化开，灌之。

柴胡加牡蛎龙骨汤《伤寒类方》

此方，能下肝胆之惊痰，以之疗癫痫必效。即仲景原方。

柴胡　龙骨　生姜　人参　茯苓　铅丹　黄芩　牡蛎　桂枝各一两半　半夏二合　大枣六枚　大黄二两

上水煎。

钩藤汤《锦囊》

疗诸痫。

橘红　钩藤　胆星　天麻　姜蚕　人参　远志　犀角　石菖蒲

加灯心水煎，临服加牛黄。

清心汤《统旨》

疗心热痰迷胞络。

茯神　黄连各二钱　酸枣仁　石菖蒲　远志各一钱　柏子仁　甘草五分

上水煎，痰壅，加南星、姜汁、竹沥。

禹攻散《袖珍》

疗癫痫卒暴昏愦，不知人事，牙关紧硬，药不可咽。

牵牛头末一钱　茴香二钱半

上为末，用生姜自然汁，调药少许，灌之入鼻立醒。

一方用黑牵牛、木香炒。

坠痰丸《卫生宝鉴》

疗风痫。

天南星九蒸九曝

上为末，姜糊丸，桐子大，每服二十丸，人参汤下，菖蒲、麦门冬汤亦得。

铁粉散《神巧万全》

疗风癫痫。

铁粉　天竹黄　辰砂　铅霜各一两

上细研如面，无时以竹沥调下半钱。

二白丸《元戎》

疗癫与痫，白矾一两，以湿面包蒸熟，去面，入轻粉三五分，量虚实加减，丸如桐子大，每服二三十丸，生姜汤下。

〇疗诸癫痫证，俗呼为牛癫、马癫、羊癫、猪癫等证《危证简便》。

白矾末五钱，辰砂末一钱，共为细末，临发时，以物撬开口，热酒一盅，和前药灌之，立时一吐而愈，屡验。《三因》二味等份，名镇心丹，煎人参汤下，疗狂证。

五痫膏《本草附方》

疗诸风取痰如神。

大皂荚半斤，去皮子，以蜜四两涂上，慢火炙透捶碎，以热水浸一时，援取汁，慢火熬成膏，入麝香少许，摊在夹纸绵纸上，晒干，剪作纸花，每用三四片，入淡浆水一小盏冲洗淋下，以筒吹汁入鼻内，痰涎流尽即愈，立效。按：《瑞竹堂方》，来苏膏，不用蜜及麝香，疗远近风痫。心病风狂，牙关不开，痰涎潮塞，将小竹管盛药，扶病人坐定，微抬头，以药吹入左右鼻孔内，良久扶起，涎出为效，欲要涎止，将温盐汤，令服一二口便止。

中寒冻死门

〇中寒之证，由平素体气虚弱，冬月出外，一时为严寒所中，则口噤失音，遍体拘急，四肢厥冷，畏寒腹痛，脉息沉微，昏沉不知人事者，宜急用热酒入生姜汁，和而灌之。候少苏醒，然药用姜酒，脉出者生，不出者死，更覆手取之，而无脉则绝矣《危证简便》。

灸法《危证简便》

命蒂穴即脐中，丹田穴，关元穴，用艾火，各灸三七壮，手足暖脉至，知人事，汗出即生，如无汗，手足不暖，不省人事者死。

干姜附子汤《三因》

疗中寒，卒然晕倒，或吐逆涎沫，状如暗风，手脚挛搐，口噤四肢厥冷，或复燥热。

干姜炮　附子

上水煎。

救冻死方 《肘后》

以大器中多熬灰使暖，囊盛以薄其心上，冷即易，心暖气通，目则得转，口乃开，可温尿粥清稍稍含之，即活。若不先温其心，便持火炙其身，冷气与火相搏，则死。

○凡冬月冻倒人，急与冷水一二口，扶在温暖处，不得与热汤。如便与热物，及向火炙必死，雪泥中行，便近火即脚指随落《奇效良方》。

又方 《愿体集》

用厚绵被，将冻人卷住睡卧，使二人推来转去，候血脉和通，身上渐温，则活。如无绵被，毡单草荐亦可。

又方 《救急易方》

用前法，更以热酒，或姜汤，或粥饮少许，灌之即活。

○疗冻死已经救活者《奇效良方》。

宜用生姜带皮，捣碎，陈皮捶碎，用水三碗，煎一碗，温服。

○冬月溺水之人及被冻极之人，虽纤毫人事不知，但胸前有微温，皆可救。倘或微笑，必为急掩其口鼻，如不掩，则笑而不止，不可救矣。切不可骤令近火，但一见火，则必大笑，不可救药《洗冤录》。

○冻倒人，不得近火，近火即逼寒气入心，而死矣。北方之人，手足冻僵，若汤浴火炙，则肢节脱落，须缓缓搓之，候其回暖，或反以雪搓之，引出寒气，气舒暖回，乃愈，即其理也《医碥》。

中暑暍死门

○中暑闷倒，急扶在阴凉处，切不可与冷，当以布巾衣物等，蘸热汤熨脐中及气海，续以汤淋布上，令彻脐腹，暖即渐醒。如仓卒无汤处，掬道上热土于脐，以多为佳，冷即易。古法道涂无汤，即掬热土于脐上，仍拨开作窝子，令人更溺于其中以代汤，续与解暑毒药白虎竹叶石膏汤，凡觉中暑，急嚼生姜一大块，冷水送下，如已迷乱，闷嚼大蒜一大瓣，冷水送下，如不能嚼，即用水研灌之，立醒《三因》。

○中暑为证，面垢闷倒，昏不知人，冷汗自出，手足微冷，或吐或泻，切不可以冷水，及用十分冷剂。苏合香丸用汤调灌，或剥蒜肉入鼻中，或研蒜水解灌之。初觉中暑，即以日晒瓦，或布蘸热汤，更易熨其心腹脐下，急二气丹末，汤调灌下《要诀》。

二气丹《局方》

硝石　硫黄各等份

上为末，于银石器内，火炒令黄色，再研，用糯米糊丸，如梧桐子，每服四十丸，新井水送下。

○道路城市间，中暑昏仆而死者，此皆虚人劳人，或饥饱失节，或素有疾，一为暑气所中，不得泄，则关窍皆窒，非暑气使然，气闭塞而死也。大蒜一握，道上热土，杂研烂，以新水和之，滤去滓，刔其齿灌之，有顷即苏《避暑录话》。

又方《千金》

张死人口令通，以暖汤，徐徐灌口中，小举死人头，令汤入腹，须臾即苏。

又方

使人嘘其心，令暖，易人为之。

又方

灌地浆一盏，即愈。

又方

浓煮蓼，取汁三升，饮之，即愈，不瘥更灌。

又方

干姜、橘皮、甘草，煮饮之，稍稍咽，勿顿使饱。

又方《寿域》

连皮生姜一块，捣烂，热汤灌下，即苏，急卒不得热汤，以冷水亦可。

又方《澹寮》

皂荚一两，烧存性，甘草一两，微炒为末，温水调灌之。

○疗暑证诸药不救者《居家必用》，朱砂研细，水调灌下。

○有本于阴虚，复遇暑途，饥困劳役，暴仆昏绝者，此暑邪乘虚而犯神明之府，生脉散加香薷《证治汇补》。

生脉散《辨惑论》

麦门冬　人参各两　五味子十五粒

上水煎。

〇苏后冷汗不止，手足尚逆，烦闷多渴者，宜香薷饮。苏后，为医者过投冷剂，致吐利不止，外热内寒，烦躁多渴，甚欲裸形，状如伤寒阴盛隔阳，当用温药，香薷饮加附子浸冷服《要诀》。

香薷饮《局方》

白扁豆微炒　厚朴各半斤　香薷一斤

上水煎服。

〇曾有客人，中暑迷闷，四肢厥冷，冷汗如雨，裸形欲投水中，口吻涎沫流溢，此中暑已深，阴阳离绝难除《要诀》。

霍 乱 门

〇霍乱有两种，一名干霍，一名湿霍，干霍死者多，湿霍死者少，俱由饮食不节，将息失宜。干霍之状，心腹胀满，搅刺疼痛，烦闷不可忍，手足逆冷，甚者流汗如水，大小便不通，求吐不出，求利不下，须臾不救，便有性命之虑。湿霍之状，心腹亦搅痛，诸候有与干同，但吐利无限，此病始得，有与天行相似者，亦令头痛骨肉酸楚，手足逆冷，四体发热，干霍大小便不通，烦冤欲死，宜急与巴豆等三味丸服之，服取快利。《外台》许仁则论。

巴豆等三味丸，即**三物备急丸**。

但用巴豆百枚，干姜三两，大黄五两，初服三丸如梧子大。

盐吐法《千金》

疗干霍乱心腹绞痛，欲吐不吐，欲下不下。

先以极咸盐汤一盏顿服，候吐出令透，不吐再服，吐讫复饮，三吐乃住静止，此法大胜诸治。俗人以为田舍浅近，鄙而不用，守死而已。凡有此病，即须先用之。

姜盐饮《直指》

疗干霍乱，欲吐不吐，欲泻不泻，痰壅腹胀。

盐一两　生姜半两

上同炒，令色变，以童尿两盏，煎一盏，分为二温服。

厚朴汤《奇效》

疗干霍乱

厚朴　枳实　良姜　朴硝各七钱半　大黄炒一两

上每服三钱，水煎服。

○吐利不止，元气耗散，病势危笃，或水粒不下，或口渴喜冷，或恶寒战掉，手足冷逆，或发热烦躁，欲去衣被，此盖内虚阴盛，却不可以其喜冷欲去衣被为热，宜理中汤，甚则附子理中汤。不效则四逆汤，并宜放十分冷服《要诀》。

姜附汤《济生》

方疗霍乱转筋，手足厥冷，多汗呕逆。方出"中寒门"。

气乏，加人参，利不止，加肉豆蔻。

附子梗米汤《千金》

疗霍乱四逆呕多。

附子一枚　梗米五合　半夏半升　大枣十枚　干姜　甘草各一两

上水煎。

回生散《百一》

疗霍乱吐泻，但一点胃气存者，服之无不回生。

藿香　陈皮

上等份，水煎温服，加良姜、甘草，名良姜散《直指》，疗霍乱神效。

四顺汤《千金》

疗吐泻过多，手足逆冷，六脉沉细，气小不语，急服。

附子　干姜　人参　甘草各等份

水煎服。

○霍乱转筋，理中汤，如冻胶一钱《活人书》加附子。令其紧缚腿胫，若筋入腹，及通身转筋者，不可疗，转筋者，以蓼汁暖热浸，或用浓盐汤浸。《要诀》○当与后"转筋门"参看。

四片金《卫生家宝》

疗霍乱上吐下利，心下懊侬，其证因形寒饮冷，饥饱乘舟车露走，动伤胃气，头旋手足转筋，四肢逆冷，用药迟缓，须臾不救，命在顷刻。

　　吴茱萸　木瓜　食盐各半两

　　上三味，同炒令焦，先用磁瓶盛水三升，煮令百沸，入前件三味炒药，同煎至二升已下，倾一盏，冷热当随病人意，与服药，入咽喉即止。

盐熨方《直指》

　　疗霍乱吐泻，心腹作痛，炒盐二椀，纸包纱护，顿其胸前，并腹肚上，截以熨斗火熨，气透则苏，续又以炒盐熨其背，则十分无事。

灸法《千金》

　　上脘疗烦闷急胀　脐中同上，以盐内脐中灸上，二七壮　中脘疗腹痛　天枢疗洞下　关元疗绕脐痛急　大都疗下利不止　涌泉　隐白　承山并疗转筋

疗霍乱神秘起死灸法《千金》

　　以物横度病人口中，屈之，从心鸠尾度以下，灸度下头五壮，横度左右，复灸五壮，此三处，并当先灸中央毕，更横度左右也，又灸脊上，以物围令正当心厌，又夹脊左右一寸，各七壮，是腹背各灸三处。

　　○华佗，疗霍乱已死，上屋唤魂者，又以诸疗皆至，而犹不瘥者法。揍病人覆卧之，伸臂对，以绳度两肘尖头，依绳下夹背脊大骨空中，去脊各一寸，灸之百壮，无不活者。所谓灸肘椎，空囊归，已试数百人，皆灸毕即起坐《外台》。

　　○霍乱诸法不效，灸大椎，即效。已死但有暖气者，灸承筋七壮，立苏《医学纲目》。

　　○霍乱务在温和将息，若冷则遍体转筋，凡此病定已后，一日不食为佳，仍须三日少少吃粥，三日以后，乃可恣意食息也。七日勿杂食为佳，所以养脾气也《千金》。

　　○霍乱之后，阳气已脱，或遗尿而不知，或气少而不语，或膏汗如珠，或大躁欲入水，或四肢不收，皆不可疗《要诀》。

搅肠沙门

　　○疗搅肠沙，发即腹痛难忍，阴沙，腹痛手足冷，看其身上红点，以灯草蘸油，点火烧之；阳沙，腹痛手暖，以针刺其十指背近甲处一分半许，血

出即安。仍先自两臂将下其恶血，令聚指头，血即出为好《卫生易简》。痛不可忍，须臾能令人死，古方干霍乱。急用盐一两，热汤调灌口中，盐气到腹即定，又将石沙，炒令赤色，令水淬之。良久，澄清水一合一服，或用香油茶吐之。

又方《拯急遗方》

上患痛之人，两臂腕中有筋，必致黑色，急敲磁器，务取锋尖者一块，即劈竹箸一只，微开露磁锋夹定，以线缚牢，就虚按于左腕中筋之上，却将尺或匙击之一下，必紫血即出，待食一碗饭间，若痛止，以手摩臂屈之，其血即止，若痛不止，却再于右腕中脉之上，如前法击之，即可。

又方《卫生易简》

陈樟木　陈皮《医林集要》用陈艾　东壁土各等份
上水煎，去滓，连进三四服，即愈。

又方

用苎麻，扎十指尖，以针挑出恶血。

又方《医林集要》

先以艾汤饮之立吐，方是其证，用白矾为末，白汤调一钱，泡起服之。

又方《寿域神方》

用白蜜马粪，不拘多少，擂碎，新汲水化下，去滓顿服一碗，虽曰秽污，却有神效。

又方《滋德堂方》

以手蘸温水，于病人膝腕，用力拍打，有紫黑处，以针刺去恶血。

○绞肠沙，垂危将死者，尿屎已出，急用芋艿一斤，放在病人口中咽汁，下喉即醒，醒后再吃几片，亦可生《秘方集验》，胡椒二十四粒，绿豆二十四粒，同研，热酒调服，即愈。盐少许，置刀头，烧红，淬入水中，乘热饮，即死者亦苏。

○凡痧胀夏月多患此证，面色紫赤，腹痛难忍，使饮热汤，便不可救，即温汤亦忌。如遇此证，速取生黄豆，咀嚼咽下，约至数口，立刻止痛。平人食生豆，最引恶心，止在痧胀人，食之反觉甘甜，不知腥气，此方即可疗病，且可辨证，真奇方也。叶天士方。

按： 搅肠沙始见于《危氏得效方》。云干霍乱，俗谓搅肠沙是也，而此所载，别是一种病，名同而其候殊异。干霍乱，得吐下而愈，此证则不尔。明末亦呼为鬼箭，蒋示吉曰，其人卫气素虚，腠理不密，贼风乘虚而入，客于经络，经络闭塞，闭塞则荣卫不通，不通则大痛作，若有鬼以射之也，故服药之外，用挑血法，总令气血宣通之意。详出《痧胀玉衡》，今不繁引。

脚气冲心门

凡小觉病有异谓顽痹不仁，或脚胫肿，或缓纵不随，或屈弱不能行，或行卒屈倒，或酷冷疼烦，或觉转筋等候，即须大怖畏，决意急疗之勿缓。气上入腹，或肿，或不肿，胸胁逆满，气上肩息，急者死不旋踵，宽者数日必死，不可不急疗也，但看心下，急则气喘不停，或白汗数出，或乍寒乍热，其脉促短而数，呕吐不止者，皆死也《千金》。苏长史曰，脉沉紧者多死，洪数者并生，缓者不疗自瘥《外台》。

茱萸汤《千金》

疗脚气入腹，困闷欲死腹胀。

文仲云，毒气攻心，手足脉绝，此亦难济，不得已，作此汤，十愈七八《外台》。

吴茱萸六升　木瓜两颗，切

上水煎服，或吐或汗，或利，或大热闷即瘥，此起死回生方。

〇广济，疗脚气急上冲心闷欲死《外台》。

槟榔三颗细末　生姜汁三合　童子小便二升新者不须暖

上搅顿服，须臾即气退，若未全瘥，更服最佳，利三两行无所忌。

〇文仲疗脚气冷毒闷，心下坚，背膊痛，上气欲死《外台》。

吴茱萸三升　槟榔四十枚　木香二两　犀角三两屑　半夏八两　生姜六两

上水煎服，大效，破毒气，尤良。

〇又脚气入腹心闷《外台》。

浓煮大豆汁，饮一大升，不止更饮，大验。

〇又疗脚气入心，闷绝欲死者《外台》。

半夏三两　生姜汁二升半

上二味，内半夏，煮取一升八合，分四服。

养正丹《易简》

脚气之患，入腹冲心，或见呕吐之证，无法可疗，不若用此，更须多服，以大便流利为度，此有利性，服之无疑。

杉木节汤《卢氏续易简方》

脚气毒胜痰逆，闷绝喘急，汗流昏塞，搐搦咬齿，上视致垂死者，惟此汤为至妙，百发百中，垂死复生。

杉木节斫碎一握　大腹子连皮剪碎七个　青橘叶锉碎一握，无叶以皮代之

分二服，童子小便一小椀，同煎，绞汁半椀服之，未通再服，其方出《外台》及《董汲总论》《许氏本事》等方，但庸医不透，弃而不用之。

三将丸《卢氏续易简方》

脚气入腹，奔上绞痛呕吐，用此最捷。

吴茱萸　木瓜　大黄各等份

上细末，糊丸绿豆大，每服五十丸，米饮下，未应多加丸数，盖茱萸木瓜，已是理脚气要药，又赖大黄，领而宣泄之，为至巧也。《得效方》云，大黄随其病加减。

大戟丸《圣济》

疗脚气攻注，心腹胀满，小便赤涩。

大戟　芫花　葶苈各炒两半　巴豆　续随子各炒二钱半

上为末，蜜丸，梧子大。每十丸，灯心汤下。按：二便闭塞，心腹胀急闷乱欲死，属大实者，用此宣泄。

〇唐侍中，疗苦脚气攻心，此方甚散肿气，极验《外台》。

大槟榔七枚　生姜二两　橘皮　吴茱萸　紫苏　木瓜各一两

上水煎，《卫生良剂方》以此方名槟苏汤云。疗风湿毒气，中于足经，遂为脚气，下注两脚，肿胀疼痛，履地不得，及内攻心腹，手足脉绝，闷乱烦喘，气不得息，极有神效《性全万安方》。

〇苏长史云，脚气盛发时，自腰以上，并不得针灸，当引风气上，则杀人，若气上击心不退，急灸手心按：即劳宫穴三七炷，气即便退。若已灸脚，而胸中气犹不下满闷者，宜灸间使五十炷，两手掌横文后，一云，三寸，两筋间是也。若胸中气散，而心下有脉，洪大跳，心急松悸者，宜以手按捻少

腹下两傍，接髀大斜文中，有脉跳动按：即气冲穴便当文上灸三七炷，跳即定，灸毕皆须灸三里二十炷，以引其气下也。若心胸气满，已灸身胫诸穴，及服汤药，而气犹不下，烦急欲死者，宜急两足心下按：即涌泉穴当中陷处，各七炷气即下，此穴尤为极要，而不可数灸，但极急，乃灸七炷耳。凡灸不废汤药，药攻其内，灸泄其外，譬如开门驱贼，贼则易出《外台》。

诸卒失血门

侧柏散《卫生家宝》

疗吐血下血，其证皆因内损也，或因酒食太过，劳损于内，或心肺脉破，血妄行，其血出如涌泉，口鼻俱出，须臾不救。

侧柏叶一两半, 蒸干　人参一两　荆芥烧灰, 一两

上三味，为末，每服二钱，入飞罗面二钱相和，用新汲水，调如稀糊，啜服，血如涌泉，不过二服，即止。《拯急遗方》去荆芥，○此方原出《中藏经》。

花蕊石散《十药神书》

疗五内崩损，喷血出斗升，用此疗之。

花蕊石煅存性，研如粉，以童子小便一盏，男入酒一半，女入醋一半，煎调服三钱，甚者五钱，能使瘀血化为黄水，后以独参汤补之。

○疗诸般吐血《圣济》。

朱砂　蛤粉等份

为末，酒服二钱。

○疗吐血，及伤酒食醉饱，低头掬，损肺藏，吐血汗血，口鼻妄行，但声未失者，用乡外人家百草霜末，糯米汤服一钱《刘长春方》。

○暴惊风，九窍出血，其脉虚者《直指》，灵砂百粒，分三次，人参煎汤下，此证不可错认，血得热则宣流，妄用凉药误矣。

○疗人大惊，九窍四指岐，皆血溅出，乘患人勿知，忽以井华水，猛噀其面即止，此法又疗衄血，如神《本草》。

○疗大衄久衄，及诸窍出血《圣惠》。

人中白一团，鸡子大，绵五两，烧研，每服二钱，温水服。《医说》不用绵，只用人中白味。

○凡耳目鼻血出不止，以凉水浸足，贴囟贴项，噀面，薄胸，皆妙《本草》。

山栀子散《本事》

山栀子不拘多少，烧存性，末之，搐入鼻中，立愈。

○鼻衄过多，昏冒欲死《本事》，用香墨，浓研，点入鼻中。

补肺散《杨氏家藏》

疗暴吐损肺，吐血不止，成炼钟乳粉。

上每服二钱，煎糯米汤调下，立止，如无糯米，只用粳米。

泻心汤《金匮》

疗心气不定，吐血衄血。

大黄二两　黄连　黄芩各一两

上水煎服，加生地犀角，名犀角地黄汤，疗热甚血积胸中《拔萃》

○吐血不止，就用吐出血块，炒黑为末，每服三分，以麦门冬汤调服。盖血不归元，则积而上逆，以血导血，归元则止矣《诸证辨疑》。

○衄血不止，用白纸一张，接衄血令满，于灯上烧灰，作一服，新汲水下，勿用病人知《圣济》。

○或吐血，或心衄，或内崩，或舌上出血，如簪孔，或鼻衄，或小便出血，并用乱发灰，水服方寸匕《圣济》，肺疽吐血，发灰一钱，米醋二合，白汤一盏调服《三因》。

○鼻血眩冒欲死者，乱发烧研，水服方寸匕，仍吹之《本草附方》。

人参汤《直指》

疗吐血咯血，新罗人参，慢火煎服。

○凡一切手足皮肤，偶然血出不止，或枪刀刺伤，或伤破血管，血出不止，急用手指紧捺患处，或麻绳扎住半日，或一日，即住，内急服补气之药为妙《危证简便》。

○妇人产后去血多，伤胎去血多，崩中去血多，金疮去血多，拔牙齿去血多未止，心中悬虚，心闷眩冒，头重目暗，耳聋聩，举头便闷欲倒，宜且煮当归、川芎各三两，以水四升，煮取二升，去滓，分二服，即定，展转续次，合诸汤疗之。《千金》○按：此节《局方》《三因》，名芎归汤是。

○耳目口鼻窍中，一时出血，药不及煎，死在旦夕俄顷，用冷水，当面噀几口，急分开头发，用粗纸数层，蘸醋令透，搭在囟门，血即止。次以当归一两，煎好，磨沉香五钱，加秋石三钱服之，如无秋石，以童便和服，亦可。《急救丹方》《疡医大全》用沉香、降香各五钱，不用秋石，唯用童便云。服之血自归经，然后以四物汤，加人参、黄芪、五味、麦门冬，为汤服之，可收万全之功。

卒心腹痛门<small>附卒疝、奔豚、积气、郁冒</small>

○卒心急痛，牙关紧闭欲绝，以葱白五茎，去皮须捣膏，以匙送入咽中，灌以麻油四两，但得下咽即苏，少顷虫积皆化黄水而下，永不再发，累得救人《瑞竹堂方》。

○阴毒腹痛，厥逆唇青卵缩，六脉欲绝者，用葱一束，去根及青，留白二寸，烘热安脐上，以熨斗火熨之，葱坏则易。良久热气透入，手足温有汗即瘥，乃服四逆汤，若熨而手足不温，不可疗《活人书》。

必效疗蛔心痛方《外台》

熊胆如大豆，和水服大效。

附子建中汤《易简》

疗或吐或泻，状如霍乱，及冒涉湿寒，贼风入腹，拘急切痛，即小建中汤，加附子，去胶饴。

神仙沉麝丸《苏沈良方》

疗一切气痛，不可忍者。

没药　血竭　沉香　麝香　辰砂各一两　木香半两　甘草二两

上为末，熬甘草为膏，搜和，每服一丸，姜盐汤嚼下。

小品解急蜀椒汤《外台》

主寒疝，心痛如刺，绕脐腹中尽痛，自汗出欲绝。

蜀椒二百枚　附子一枚，炮　粳米半升　干姜半两　半夏十二枚，洗　大枣十二枚　甘草一两，炙

上水煎，疗心腹痛困急欲死，解结逐寒，上下痛良。

○卒得诸疝，少腹及阴中相引绞痛，自汗出欲死，此名寒疝，亦名阴疝，张仲景飞尸走马汤，亦佳。《外台》方见"中恶"。

姜盐汤《入门》

食物填塞心胸作痛，宜吐之。当与干霍乱互考。

返魂丹《十便良方》

疗肠内一切卒暴百病。即三物备急丸，当与干霍乱互考。

香附散《得效》

疗心脾疼不可忍者。

良姜　香附炒各一两

上为末，每服二钱，入盐，米饮调下。

〇疗暴心痛，面无颜色欲死方《千金》。

以布裹盐，如弹丸大，烧令赤，置酒中，消服之，利即愈。

〇疗急心疼《刘长春方》。

用定粉二钱，葱白二寸，研烂，葱和为丸，如梧桐子大，每服七丸，好酒送下，立效。

绛雪散《刘长春方》

疗诸心气痛，不可忍者神效。

朱砂一钱　金箔三叶　明矾一两枯

上为细末，每服一钱半，轻者一钱，空心白汤送下。

〇疗诸心气痛《儒门事亲》。

用生矾一皂子大，醋一盏，煎七分服，立止。

〇疗腹中疼痛，或寒或热，或积食，或积血不辨，药不能施，有起死回生之功《危证简便》。

生姜三四斤，捣烂，略挤去汁，入锅炒热，用布袱两个，先以一个，包姜一半，热铺痛处，候热气蒸熨，冷即易之，勿令间断，如姜炒干，以所挤出姜汁拌之，须轮流换熨，痛止乃已。

〇疗卒厥逆上气，淹淹欲死，此谓奔豚病《肘后》。

生姜一斤　半夏　吴茱萸各一升　桂心五两　人参　甘草各三两

上水煎。《千金》名奔豚汤，疗大气上奔，胸膈中诸病，发时迫满，短气不得卧，剧者便悁欲死。

〇积气从脐左右起，上冲胸满，气促郁冒，厥者，先用醋炭法，熊胆小豆大，白汤化开，调辰砂末五七分，灌之，立醒《本朝经验》。

〇阴冷渐渐，冷气入阴囊肿满，日夜疼闷欲死《千金》。

以布裹椒包囊下，热气大通，日再易之，以消为度。

○阴核入腹，急痛叫呼欲死《本朝经验》，以手挽阴囊，令不上缩，山茶实不拘多少，锉细，水煎服奇效。

急喉痹门

○喉痹垂死，止有余气者，巴豆去皮，线穿，内入喉中牵出，即苏《千金》。

○喉痹口噤不开，欲死《本草附方》。

草乌　皂荚

等份为末，入麝香少许，擦牙，并揾鼻内，牙关自开。

又方《严氏》

草乌　石胆

等份为末，每用一钱，醋煮皂荚汁调稀，扫入肿上，流涎数次，其毒即破也。

解毒雄黄丸《局方》

解毒，疗缠喉风，及急喉痹，卒然倒仆，失音不语，或牙关紧急，不省人事。

郁金　雄黄研飞各一分　巴豆去皮出油十四个

上为末，醋煮面糊为丸，如绿豆大，用热茶清下七丸，吐出顽涎，立便苏省，未吐再服，如至死者，心头犹热，灌药不下，即以刀尺铁匙斡开口，灌之。《拯急遗方》为末，用每服半字，如口噤咽塞，用小管吹入。

○急喉痹，其声如鼾，有如痰在喉响者，此为肺绝之候，用独参汤，加竹沥姜汁，又咽痛有阴气大虚，阳气飞越，脉必浮大虚，亦服此《医学纲目》。

小便急闭门

○凡饱食后，或忍小便，或走马，或忍小便大走，及入房，皆致胞转，脐下急满不通，乱发急缠如两拳大，烧为末，醋四合，和二方寸匕，服之。《千金》○《三因》云一法，与葵子等份为末，饮服一钱。

○凡尿不在胞中，为胞屈僻，津液不通，以葱叶除尖头，内阴茎孔中，深三寸，微用口吹之，胞胀津液大通，即愈《千金》。

○疗胞转小便不得《千金》。

葱白四七茎　阿胶一两　琥珀三两　车前子一升

上水煎服。

○疗小便难小肠胀，不急疗杀人《本事》。

用葱白三斤，细锉炒令热，以帕子裹，分作两处，更替熨脐下，即通。

○疗小便不通立效方《圣惠》。

灯心二束　生姜　黑铅各半两锉为末

上用井华水一大盏，煎取五分，去滓，以葱一枚，慢火烧令热，拍破，先安在脐内，后顿服。

○疗小便不通，腹胀气急闷《圣惠》。

滑石捣研　自己脚手爪甲烧灰细末

上以水一大盏，煎滑石，至五分，去滓，调指甲灰服之。

蝼蛄麝香散《圣济》

疗小便不通，诸药无效。

蝼蛄活者一枚

生研入麝香少许，新汲水调下，立通。

葱白汤《得效》

疗小便卒暴不通，小腹膨急，气上冲心，闷绝欲死。此由暴气乘膀胱，或从惊忧，气无所伸，郁闭而不流，气冲胞系不正。

陈皮三两　葵子一两　葱白二茎

上水煎。

导气除湿汤《兰室》

疗小便急闭，乃血涩致气不通，而窍涩之证。

知母酒洗　泽泻　黄柏酒洗各二钱　茯苓　滑石为末各三钱

上水煎。

○疗胞转不得小便《外台》。

吸芥真琥珀一两　葱白十四茎

上以水四升，煮取三升，去葱白末琥珀，细筛下汤中，温服一升，日三服。《卫生易简》，不用琥珀，用滑石。

○疗小便不出，胞转膨满欲死者《卫生易简》。

用乱发，烧灰，冷水调下方寸匕。

又方

用发灰二钱，滑石末一钱，桃白皮煎汤调下。

○小便不通，脐下状如覆椀，痛闷难堪，疗法有二，如气不能化而不通，则陈皮茯苓汤，调木香、沉香末二钱，空心服，兼用吐法以提之。如血污于下而不通，则用桃仁承气汤之类破之《医学纲目》。

○疗实热小便不通《入门》。

砂糖水，调黑牵牛末一二钱，服探吐之。

又方《危证简便》

食盐三两，火煅，和温水二升，服之探吐，上窍通则下窍自利，妙法也。

附子散《医统》

疗小便不通，两尺脉俱沉微，乃阳虚故也，曾服通利之药不效者，宜服此。

附子一个　泽泻一两　灯心二十茎
水煎。

琥珀散《准绳》

疗虚人心气闭塞，小便不通。

用琥珀为末，每服一钱，浓煎人参汤下有验。

○小便不通，脐腹胀痛不可忍，诸药不效者，不过再服《圣济》。

用续随子，去皮一两，铅丹半两，同少蜜，捣作团，瓶盛埋阴处。腊月至春末，取出研，蜜丸梧子大，每服二三十丸，木通汤下化破尤妙，病急亦可旋合。

又方《本草附方》

蓖麻仁三粒，研细入纸捻内，插入茎中即通。

又方

湿纸包白盐烧过，吹少许入尿孔中立通。

又方

蚯蚓捣烂浸水，滤取浓汁半碗服立通。

○小便不通，百药无效《危证简便》。

大蒜、甘遂，同捣作饼，贴脐上，以艾火灸二七壮，极效。

○小便急闭，下部胀痛闷乱《本朝经验》，琥珀油西洋来者蘸纸捻，徐徐插入茎中五六寸许，良久抽出，尿从而通，此法甚捷。

卒暴杂证门转筋，牙关紧急，舌卒肿，目睛突出，落下颏，卒聋卒哑，暴盲，疮毒内攻，伤寒并热霍乱

○转筋入腹欲死者。叶氏。

上以四人，捉手足，灸脐左边二寸，十四壮。

又方

生姜一两，掰碎，酒五盏，煮浓顿服。

又方

醋煮衣絮令微温，裹转筋处。

又方

浓煮盐汤，通手足洗胸胁间。

○转筋男子，以手挽其阴，女子以手牵其乳近两旁，此《千金》妙诀也。甚则舌卷卵缩者，难疗也。《医学集成》○按：此法出《千金》，疗霍乱转筋。

○孙尚药疗脚转筋疼痛挛急《医学纲目》。

松节三两，细锉如米粒　乳香一钱

上药，用银石器内，慢火炒令焦，只留一分性，出火毒，研细，每服一钱，至二钱，热木瓜酒调下，同是筋病，皆疗之。

○转筋而疼，灸承山而可疗《针经指南》。

○疗人呵欠口不能合，及卒然牙关紧急，水不能入，以致不救即死《拯急遗方》。

上用盐梅二个，取肉擦牙，即当口开。若开又不能合，再用盐梅肉，擦两牙注，候开合当止，却须服疗风药调理。

○舌卒肿起，如吹泡，满口塞喉，须臾不疗杀人。叶氏原出《外台》。

上以指刮破舌两边皮，或刀破，次用釜下墨煤，和盐涂舌上，用酒调，亦得。

〇眼睛突出一二寸者，以新汲水灌渍睛中，数易之自入《本草附方》。

〇物伤睛突，轻者脸胞肿痛，重者目睛突出，但目系未断者，即纳入，急捣生地黄，绵裹敷之，仍以避风膏药，护其四边。《圣济》〇《本朝经验》，以唾涂睛纳入，最妙。

〇落下颏拿法，患者平身正坐，以两手托住下颏，左右大指入口内，捺槽牙上端，紧下颏，用力往肩下，捺开关窍，向脑后送上，即投关窍，随用绢条，兜颏于顶上，半时许去之，即愈《正宗》。

〇凡伸欠颊车蹉，但开不能合，以酒饮之，令大醉，睡中吹皂角末，搐其鼻，嚏透即自正《三因》。

〇笑脱下颏，用线缠绵球二个，塞于左右牙床后，用手托上妙《寿域》。

〇疗患乍哑，用杏仁三分煎熬，别研，桂一分。和捣如泥，每用如杏核大，绵裹含，徐徐热之，日五夜三服，最妙《寿域》。

又方

用皂荚一挺，去皮子，萝卜三枚，切片，水二盏，煎一盏服之，不过三四服，其声即出。

〇耳卒聋闭，芥子末入乳汁，和以绵裹塞之《外台》。

又方

巴豆一粒，纸裹，针刺孔通气，塞之取效《本草附方》。

又方

蚯蚓入盐安葱内化水，点之，立效。

〇暴盲气虚者，用大剂人参膏，血虚者大剂黄芪、当归煎汤，调服人参膏。湿者，白术为君，黄芪、茯苓、陈皮为臣，附子为佐，最忌金石坠镇之药，以其神气浮散于上，犯之必死《张氏医通》。

〇疮毒入腹心，上冲逆满《元戎》。

绿豆粉半钱　干胭脂三分　定粉三钱

为细末，新水调下，神效。

追毒散《宣明》

疗生疮发闷，吐逆霍乱。

螺儿青　甘草各一两　白矾二钱半

上为细末，每服一钱，新汲水调下，立止。

○疗恶毒肿，或者阴卵，或着一边，疼痛挛急，引入小腹，不可忍者。一宿杀人方《千金》。

取茴香草，捣汁饮一升，日三四服，滓敷肿上，冬月阙生者，根亦可用，此是外国神方，起死回生神验。

○忽喘闷绝，不能语言，涎流吐逆，牙齿动摇，气出转大，绝而复苏，名伤寒并热霍乱《得效》。

大黄　人参各半两

上水煎热服。

妇人急证门

芎归胶艾汤《金匮》

有妊娠下血者，假令妊娠腹中痛，为胞阻，此汤主之。
○集验，疗顿仆失踞，胎动不安腹痛《外台》。

芎劳　阿胶　甘草各二两　艾叶　当归各三两　芍药　干地黄各四两

上水酒煎服。

佛手散《本事》

疗妊孕至五七月，因事筑磕著胎，或子死腹中，恶露下，疼痛不已，口噤欲绝，此药探之。若不损则痛止，子母俱安，若胎损，立便逐下，此药催生神妙。

当归六两　川芎四两

上水酒煎服，口噤灌之。

夺命丸《大全良方》

专疗妇人小产下血至多，子死腹中。其人憎寒，手指、唇口、爪甲青白，面色黄黑，或胎上抢心，则闷绝欲死，冷汗自汗，喘满不食，或食毒物，胎尚未损，服之可安，已死服之可下。

牡丹皮　茯苓　桂心　桃仁　芍药

上各等份，为细末，以蜜丸如弹子大，每服一丸，细嚼淡醋汤送下，速进两丸，至胎腐腹中危甚者，立可取出。即《金匮》桂枝茯苓丸。

羚羊角散《济生》

疗妊娠中风，头项强直，筋脉挛急，言语蹇涩，痰涎不利，或发搐不省人事，名曰子痫。

羚羊角　独活　酸枣　五加皮各半钱　薏苡　防风　当归　芎䓖　茯神　杏仁各四分　木香　甘草各二分半

上生姜五片，水煎。

○疗诸痉子痫绝，起死也，当速办竹作沥汁《外台》。

芩连四物汤《方考》

疗子痫阴虚火亢，四物汤、黄芩、黄连、半夏各等份。

生姜水煎。

钩藤汤《大全良方》

疗妊娠八九月，胎动不安，心腹疗痛，面目青，冷汗出，气欲绝，此由劳动用力伤胎宫，宜急疗之。

钩藤　当归　茯神　人参各一两　苦梗一两半　桑寄生半两

上水煎服，烦热加石膏二两半，临产月加桂心一两，孕妇忽然颠仆抽搐，不省人事，谓之子痫，用此汤《金鉴》。

二合汤《寿世保元》

疗妊娠忽然口噤吐沫，不省人事，言语错乱。

四物汤，合二陈，加麦门、远志、石菖、竹茹。

黑神散《大全良方》

疗胎死腹中。缘儿死身冷，不能自出，服之暖其胎，须臾胎即自出，本方有附子，无蒲黄。本方见后。

加味芎归汤《幼幼集成》

催生及产后，最为稳当，功亦巨大。

当归一两　芎䓖五钱　上青桂二钱

催生，但用此三味，水煎酒对服，立下。预防血晕，以本方加酒炒荆芥二钱，先将此药煎好，俟胞衣已下，随即服之，永无血晕之患。

脱花煎 《景岳》

凡临盆将产者，宜先服此药，并疗难产经日，或死胎不下，俱妙。

当归七八钱或一两　肉桂一二钱或二钱　川芎　牛膝各二钱　车前一钱半

水二盅，煎八分热服，或服后饮酒数杯，亦妙。

○水煎加酒对服，若胎死不下，及胞衣不来，再加芒硝五钱。气虚困剧者，加人参二三钱，更加附子二钱，无不下者。此方比平胃散加芒硝出良方下死胎功胜百倍《幼幼集成》。

○疗产难及横生逆产，或血海干枯，以致胎死不下，惶惶无措，死在须臾《幼幼集成》。

皮硝五钱　熟附子一钱五分　好酒　童便各半杯

同煎三沸温服，立下，百发百中。

○赵和叔传下死胎方《本事》。

桂心末二钱　麝香一个

上同研，温酒调服，须臾如手推下，何氏方，无麝香，每用桂末二钱，痛阵密时，用温童子小便调下，名观音救生散，兼疗产难，及横倒生。

夺命丹 《产育集》

疗胞衣不下，或恶血凑心，其证心头迷闷，胎衣逆上冲心，须臾不救，其母即死。

附子半两，炮　牡丹皮一两　干漆一分，碎之，炒令烟尽

上为细末，以酽醋一升，大黄末一两，同熬成膏，和药丸如梧子大，每服三十丸，淡醋汤吞下，须臾又进二服，其胎衣立下。《拯急遗方》去牡丹，云，此药可预先合下，备急为奇。

○产乳晕绝，含酽醋噀面即愈，凡闷即噀之《千金》。

黑神散 局炒

方疗产后血晕，神昏眼黑口噤，瘀血诸疾，血晕，胸腹胀痛气粗，外证两手握拳，牙关紧闭，此血逆也。宜此方，无胀无痛者属虚，大剂芎归汤，加肉桂，黑豆炒，去皮，半升，熟地，当归，肉桂，炮姜，甘草，芍药，蒲黄各四两。

上为细末，每服二钱，酒半盏，童便半盏，同煎调下。

清魂散 《产育》

产后血晕极甚者，闷绝不知人，口噤神昏。

泽兰叶　人参各二钱半　荆芥十钱　川芎五钱

上为末，温酒调一钱，急灌之，下咽即开眼，气定省人事。

牡丹散《产育》

疗产后血晕，闷绝狼狈，若口噤则拗开灌之。

牡丹皮　大黄　芒硝各一两　冬瓜子半合　桃仁三七粒

上水煎服。即肠痈大黄牡丹汤是。

独得散《大全良方》

疗产后血晕，昏迷不省，冲心闷绝。

五灵脂二两半炒半生

上为细末，每服二钱，温酒调下，口噤者，拗开灌之，入喉即愈。

○产后血晕《便产须知》。

鹿角烧灰出火毒

上为细末，好酒调下，即醒，行血极快。

○气脱证，产时血既大下，则血去气亦去，故昏晕不省，微虚者少刻即苏，大虚者竭绝即死。但察其面目，如眼闭口开，手撒手冷，六脉微细或浮，此即气脱证，速用。

人参五七钱至三十钱

加入炒米、煨姜、红枣煎汤，徐徐灌之，但得下咽，即可救活。若少迟延，则无及矣《幼幼集成》。若兼口鼻气冷，手足厥冷，此为真虚挟寒，速宜温补。每用人参两余，而以姜附佐之，庶得回春，不可忽也《医学心悟》。

○一妇面白形长，心郁，半夜生产，侵晨晕厥，急于气海脐下一寸五分，灸十五壮，而苏。后以参术等药，服两月而安。《丹溪纂要》○按：此气脱证。

○血运救疗，极宜静肃，喧叫则死《简明医毂》。

六味回阳饮《幼幼集成》

凡真元已败，气血既亡，阴阳将脱，非此莫能挽回，诚回天赞化第一之功，此《景岳》新方，知者尚少。

人参一二两　附子二三钱　甘草一二钱　炮姜二三钱　熟地五钱　当归三钱

上水煎，加鹿茸数钱，功更捷。

参苏饮《大全良方》

疗妇人产后，血入于肺，面黑发喘，欲死者。方见"撷扑门"。

产后气喘，极危证也，因下血过多，孤阳上越，用参附汤。若因恶露不行，败血上攻，面色紫黑，宜此方《金鉴》。

愈风散《中藏》

疗产后中风，口噤牙关紧急，手足瘈疭，如角弓状，亦疗血晕四肢强直，不省人事，或心眼倒筑，吐泻欲死。

荆芥穗轻炒过，一两

上为末，每服三钱，温酒调下，豆淋酒调下，用童便，亦可，其效如神。口噤者灌，齿龈噤者吹鼻中，皆效。《本草》，名举卿古拜散是。

加当归等份，水一盏，酒少许，煎至七分，灌之。下咽即有生理，不问多少便服，不可以药味寻常忽之，屡用救人有效。《十便》○《入门》名古荆归汤此清神气通血脉，其效如神。

○乳自出如涌泉，甚而昏晕者，名乳厥。先以独参汤灌之，更以十全大补汤，服数十剂方安《证治大还》。

小儿急证门

○凡有脐风撮口，胎风撮口，锁肚撮口，瘹肠撮口，卵疝撮口，皆出结郁于肠胃，闭不得通，腹中满胀，肚上青筋，撮口不乳，最为恶候，一腊内见之尤急，用紫圆子利之，才通疾去儿和，用者敬信而已《直指》。

紫圆《千金》

赤石脂　代赭石各一两　巴豆三十枚　杏仁五十枚

上为末，巴豆、杏仁别研为膏，相和，更捣二千杵，入少蜜，同捣之，密器中收三十日，儿服如麻子大一丸，与少乳汁令下。

龙胆汤《千金》

小儿初出，面目悉黄，而啼，闭目聚口撮面，口中干燥，四肢不能伸缩，皆是血脉不敛也。

龙胆　钩藤　柴胡　黄芩　桔梗　芍药　茯苓　甘草各六铢　大黄一两

上水煎灌之。原方有蜣螂二枚，今依《神巧万全方》《婴童百问》等去之。

○疗小儿胎热撮口《圣惠》。

牛黄细研，一钱　竹沥一合

上令匀，时时与少许服之。

瓜蒂散《袖珍小儿方》

疗脐风撮口，吹入鼻内，嚏则可疗。又疗小儿三岁，忽发心满坚硬，脚手心热，则变为黄病，不急疗杀人。

瓜蒂七枚　赤豆七粒　秫米七粒

上为末，用一豆许，吹两鼻内，令黄水汁出，残药未尽，水调服之，得吐黄水，即瘥。

○脐风一成，必有青筋一道，上行至肚，而生两岔，宜灸筋头三壮，截住，若见两岔，即灸两岔筋头各三壮，十活八九，迟则上行攻心死矣。

又法

以小艾炷，隔蒜灸脐中《欧氏保婴录》。

○急惊属实热，宜用清凉，慢惊属虚寒，宜用温补，二病若霄壤之相隔，疗法若冰炭之相反，而诸方书，多用一药，以疗二病，何其谬妄之甚也《活幼心法》。

嚏开散《活幼心法》

半夏生用一钱　皂角五分

上为细末，用一小豆许，用管子，吹入鼻立醒。

稀涎散《活幼心法》

每服二匙，白汤调下，若牙关紧不可开，即从鼻灌之。方出"中风门"。

此二方，姑存以备惊风急用。

龙胆汤《千金》

疗急惊身热，面赤搐搦，上视牙关紧硬，口鼻中气热，痰涎潮壅，忽然而发，发过容色如故，有偶因惊吓而发者，有不因惊吓而发者，然多是身先有热，而后发惊搐，未有身凉而发者，此阳证也。方见前。

○《肘后》疗惊癫痫疭瘈《幼幼新书》，上取熊胆一两豆大，和乳汁，及竹沥汁服，并良，得去心中涎效验。

柴胡加大黄汤《袖珍小儿方》

疗急惊风，最利痰热，即小柴胡汤，加大黄量虚实加之。

救急惊神方《滋德堂方》

生白石膏研末十两，辰砂研末五钱，二味和匀，每服一岁至三岁一钱，四岁至七岁一钱五分，八岁至十二岁二钱，十三岁至十六岁二钱五分，用生蜜调下。

黑附汤《直指》

慢脾风之候。面青额汗，舌短头低，眼合不开，困睡中摇头吐舌，频呕腥臭，噤口咬牙，手足微搐而不收，或身冷，或身温，而四肢冷，其脉沉微，阴气极盛，胃气极虚，十救一二。《活幼心法》云，慢脾风者，即慢惊失理而甚者，其实难大分别。

附子炮三钱　木香一钱半　白附子一钱　甘草炙半钱

上生姜五片，水煎，以匙送下，加人参一钱半，名黑附子汤《保婴撮要》。

虚风汤《幼幼新书》

疗慢惊多因吐泻，或因久泻而得之，身冷面或白或黄，不甚搐搦，目微微上视，口鼻中气塞，大小便清白，昏睡露睛，筋脉拘挛，此危证也。

黑附子　南星各一个　白附子七个　全蝎一个

上水煎。

《肘后》疗卒得痫方《外台》

钩藤　甘草各等份

水煎，服如小枣大。

人参牛黄散《总微论》

疗小儿惊热。

牛黄　人参各等份

上为末，以薄荷水调下，最佳。

琥珀散《婴童百问》

疗小儿急慢惊风，入口立效，惊痫发作，常服除根。

辰砂一钱半　琥珀　牛黄　天麻　僵蚕　全蝎　白附子　乳香　蝉蜕代赭石煅醋淬七次，各一钱　麝香　片脑　牛胆南星各一字

上为末，薄荷汤下，慢惊加附子一分。《薛氏撮要》，去龙麝。

紫金锭《类萃》

疗一切惊风痫证，痰涎壅盛，功过牛黄等剂。即万病解毒丸，加雄黄、辰砂，方出"中饮食毒门"。

○暴喘，俗传为马脾风也。大小便哽，宜急下之，用牛黄夺命散，后用白虎汤平之《医学纲目》。

○马脾风，在百日内者，不理。

牛黄夺命散《纲目》

疗小儿肺胀，喘满胸膈起急，两胁扇动，馅下作坑，两鼻窍张，闷乱嗽喝，声嗄而不鸣痰涎潮塞，俗云马脾风。若不急疗，死在旦夕。

白牵牛　黑牵牛各一两，半生半熟　大黄　槟榔各一两

上为细末，三岁儿每服二钱，冷浆水调下，涎多加腻粉少许，无时加蜜少许。《幼幼集成》，去槟榔加枳实。

无价散《纲目》

疗风热喘促，闷乱不安，俗谓之马脾风。

辰砂一钱半　轻粉五钱　甘遂面裹，煮，焙干，一钱半

上为细末，每服一字，用温浆水少许，入滴油一点，挑药在上，沉下去却，以浆水灌之，立效。《入门》名马脾风散。

又一法《纲目》

小儿喘胀，俗谓之马脾风，又谓之风喉者，以草茎量病儿手中指里，近掌纹，至中指尖截断，如此二茎自乳上微斜直立两茎，于梢尽头，横一茎，两头尽头点穴。灸三壮，此法多曾见愈。

○小儿生下，有走马候，甚即遍沾作崩砂候，牙边肉肿，烂齿龈紫色，口内气臭，身微有潮热，吃食不得，齿缝出鲜血，齿动似欲脱，肉烂自漏落，此候因肚中疳气盛，而奔上上焦，热蒸得牙如此，若先落齿一个即死，不活，先以淡盐汤洗口内，次掺药。

谭氏殊圣疗走马疳方《幼幼新书》

上用尿桶内白，不拘多少，焙干为末，入麝香少许，研细揩牙立效。

圣散子《新书》

疗小儿走马疳。

胆矾　龙胆草各一两

上同于瓦瓶中，煅烟尽，略存性，贴疮上。入麝香少许，名黑神散。

雄黄散《新书》

疗走马疳。

雄黄半两　水银　铜绿各半钱　麝香半字

上先将雄黄，同水银研，令星尽，次入铜绿麝香，研匀细，先用盐浆水揩患处，搵冷干，次贴药，有涎吐之，先剪去死肉，贴药，其效甚捷。

槟榔散《新书》

槟榔　大黄　青皮各一分　黑牵牛一钱　木香少许

上为末，每服一钱，薄荷蜜水下。

牛黄散《新书》

甘草二两　郁金一两　马牙硝半两　朱砂二钱

上为细末，衮伴令匀，每服一钱，或半钱，新汲水调下。

上二方，并疗走马疳。

黄连解毒汤 儿科方要

疗牙疳，清血中之热，泻胃中之火。

黄连　甘草　玄参各一钱　射干一钱半　贝母　桔梗　连翘各七分　生地八分　犀角水磨，一钱，药熟入

水煎服。

三黄犀角地黄汤《本朝经验》

走马疳宜速服之，即三黄汤合犀角地黄汤。

○疗卒然腹皮青黑而死，灸脐上下左右，去脐各半寸，并鸠尾骨下一寸，凡五处，各灸三壮，仍用酒和胡粉，涂其腹《得效》。

○小儿暴腹满欲死，半夏不以多少，微火炮为末，酒和为丸，如粟米大，三五粒，淡姜汤，或蜜汤下《得效》。

○小儿中恶暴死，葱白纳下部及鼻中，立活。或用菖蒲着舌底，及吹入两鼻两耳中效《得效》。

下 卷

疗疮急证门

〇程山龄曰，疔疗之法，贵在乎早，初起即疗者，十全十活，稍迟者十全五六，失疗者十全一二，内服莫妙于菊花甘草汤《外科十法》。

甘菊花四两　甘草四钱

水煎顿服，揸再煎服。

消疗简便方《大全》

疗疮及诸恶毒初起，但未成脓者，服之神效。

白矾研，三钱　葱白七茎

上同捣极烂，分作七块，每块用热酒一杯送下，服毕，用厚被盖之，再进葱白汤一钟，少顷汗出如淋，从容去其覆物，其病如脱，此虽味涩难服，其效甚妙。

万灵夺命丹《大全》

疗一切疗毒入腹，烦闷恶心，并痈疽发背恶疮。

朱砂水飞　蟾酥人乳泡　轻粉　胆矾各五钱　铜绿　血竭各一两　雄黄　枯矾各二两

共为细末，面糊丸芡实大，每服一丸，令病人先将葱白三寸嚼烂，吐在手心，将丸包在葱内，热汤吞下，出汗。

〇疗毒已笃者，二服即愈《丹方汇编》。

土蜂房一具　蛇蜕一条

黄泥固济，烧存性为末，每空心好酒服一钱，少刻大痛，痛止其疮已化为黄水。

追疔夺命汤《急救仙方》

能内消肿毒。

羌活　独活　防风　青皮　黄连　芍药　细辛　甘草　蝉退　僵蚕　泽兰　金线重楼

上等份水煎，加少酒服，以衣被盖覆，汗出为度，病退减，后再加大黄，利一两次，以去余毒。

黄连解毒汤《正宗》

疗疔毒入心，内热口乾，烦闷恍惚脉实者。

黄连　黄芩　黄柏　山栀　连翘　甘草　牛蒡子各等份　灯心二十根

水煎服。

救命仙方《外科纂要》

疗疔毒走黄，打滚欲死者，一服见效。

牡砺　山栀　银花　木通　连翘　牛蒡子　乳香　没药　角刺　瓜蒌仁　大黄　地骨皮各八分

上水酒煎，便秘者加朴硝。即《正宗》疗毒复生汤，花粉代瓜蒌仁耳。

太乙紫金丹《正宗》

解诸毒，疗诸疮，真能起死回生。方出"饮食中毒门"。

疗疮生根，入腹者便死，用磨针刀铁浆水一碗，丝绵滤净，银锅内煎三四沸服之。病者须臾肠鸣，行利一二次，苏醒方妙《疮疡经验全书》。

托里护心散《启玄》

疗诸疔疽发背，曾经汗下，毒气攻心迷闷，呕而痛，二三服而安。

乳香明净，一两　绿豆粉四两

上细末，每服三钱，甘草汤调下。此方原出于《精要》。

金疮颠扑门

○伤重昏愦者，急灌以独参汤，虽内瘀血，切不可下，急用花蕊石散内化之。方出"卒失血门"。

○恐因泻而亡阴也，凡瘀血在内，大小便不通，用大黄朴硝，血凝而不下者，急用木香肉桂末二三钱，以热酒调灌服，血下乃生；若口噤手撒，遗尿痰盛，唇青体冷者，虚极之坏症也，急投大剂参附汤，多有得生者《正体类要》。

参苏饮《类要》

疗出血过多，瘀血入肺，面黑喘促。

人参一两　苏木二两

上水煎服。

鸡鸣散《三因》

疗从高坠下，及木石所压，凡是伤损，瘀血凝积，气绝欲死。

大黄一两　杏仁二七个

上研细，酒一碗，煎至六分碗，掠去滓，鸡鸣时服，次日取下，瘀血即愈。若便觉气绝不能言，取药不及，急擘口开，以热小便灌之。

○疗乱打血攻心《医法指南》。

大黄　当归　苏木　红花各三分

酒水各半煎服。按：斯方，胜于大成汤。

○凡被打损，血闷抢心，气绝不能言，可擘开口以热尿灌入口中，令下咽即醒，又堕车落马，及车碾木打已死者，以死人安著，以手袖掩其口鼻眼上，一食顷活，眼开与热小便二升《千金》。

○跌仆伤损，去血过多，脉微欲死，独参汤，加童便，接住元气再处，大法伤损，及金疮失血过多，与产妇同，脉来和缓者生，急疾芤者死，宜虚细，不宜数实《证治大还》。

○摧压跌打，从高坠下，及竹木所磕，落马扑车，气沉重，取药不及，擘开口，以热尿灌之，用半夏末吹鼻，以艾灸脐，再将患人盘膝坐住，将发提起，使气从上升，则可活矣《愿体集》。

又方《危证简便》

皂荚末，急吹入鼻，亦可。如活即以生姜汁，和香油打匀灌之。

○疗人被人打死或踢死《危证简便》。

急取百会穴，艾灸三壮，立苏。

○扑打坠损，恶血攻心，闷乱疼痛《救急易方》。

用干荷叶五斤，烧令烟尽，空腹以童便温一盏，调下三钱。

〇伤经，砍断血筒，血出如涌泉者是《医学集成》。

铜末敷之。

又用葱一斤，炒乘热熨之。

〇自刎者，乃迅速之变，须救在早。迟则额冷气绝，必难救矣，气从口鼻通出。

生姜五片　人参二钱　白米一合

煎汤灌之，接补元气，急用缝合法《正宗》。

〇自行被颠，穿断舌心，血出不止，以米醋用鸡翎刷所断处，其血即止，仍用真蒲黄、杏仁去皮尖，硼砂少许，研为细末，炼蜜调药，稀稠得所，嚼化而安《得效方》。

顺血散《本朝经验》

疗一切金疮扑损，及产后血晕。

当归　芎䓖　芍药　蒲黄　泽泻　枳壳　人参　大黄　沉香　茯苓各一钱
甘草三钱　接骨木五钱

上锉细，每服二钱，入麻布袋，用沸汤摆服之。

〇五金所伤，并竹木刺，流血不止，上身被伤，急以银一锭，烧红烙伤处，如下身，急以铁一块，烧红烙伤处，其血立止，此急救良方也《疡医大全》。

〇可法良规云，凡伤损之症若误饮凉水，瘀血凝滞，气道不通，或血上逆，多致不救，若入于心即死，急饮童便热酒以和之。若患重而瘀血不易散者，更和以辛温之剂，睡卧要上身垫高，不时唤醒，勿令熟睡，则血庶不上逆，故患重之人，多为逆血填塞胸间，或闭塞气道，咽喉口鼻，不得出入而死《疡医大全》。

破伤风门

大豆紫汤《千金》

疗破伤风，入四体，角弓反张，口噤不能言，或产妇堕胎，凡得此者，太重不过五剂。

大豆五斤　清酒一斗

上二味，以铁铛猛火熬豆，令极热焦烟出，以酒沃之，去滓，服一升，日夜数服，服尽更合，小汗则愈。

　　○破伤风，疮口作白痂，无血者杀人，最急疗之。_{叶氏方。}

　　上以雄鼠粪，直者是，研细热酒调半钱服。

镇风散《正宗》

　　疗破伤风，诸药不效，事在危急者，用之必应。

　　鳔胶_{挫断，微焙}　杭粉_{焙黄即宫粉}　皂矾_{炒红色，各一两}　朱砂_{三钱，别研}

　　为细末，每服二钱，无灰热酒调下，外灸伤处七壮，知痛为吉，如一切猪羊癫风，发时昏倒不省人事者，每服三钱，二服，即愈不发。

玉真散《本事》

　　疗风自诸疮口入，为破伤风，项强牙关紧欲死。

　　防风　天南星

　　上为末，每服三钱，童子小便一大盏，煎至七分热服。《三因》名防风散。

　　打伤至死，但心头微温，以童子小便调下二盏，并三服，可救二人性命。

香胶散《三因》

　　疗破伤风，口噤强直。

　　鱼胶_{烧七分留性}

　　上研细，入麝香少许，每服二钱，酒调下，不饮酒，米汤下，或以苏木煎汤下。

　　○破伤风，血凝心，针入肉，三症，如神方《证治大还》。

　　乌鸦翎，烧灰存性，细研，服一钱，滚汤下。

大芎黄汤《活法机要》

　　疗破伤风在里者，宜疏导。

　　川芎　羌活　黄芩　大黄_{各二钱}

　　上水煎服，脏腑通和，为度。

汤火伤门

　　○凡火烧损，慎勿以冷水洗之，火疮得冷，热气更深，转入骨坏人筋骨难瘥。初被火烧，急向火更炙，虽大痛强忍之，一食顷，即不痛神验《千金》。

〇火气入腹热闷，柳叶一升，煎汤服《万全备急》。

〇火烧欲死《广笔记》。

煮好酒三坛，入浴缸内，令患者没酒中，极重不死。

〇疗人卒中烟火毒，用黄豆酱一块，调温汤一碗灌之，即苏《本草汇言》。

〇疗人遭火烧，身烂垂死者，用臭酱一两，取水白酒一二瓮，将酒顿温，不可过热，调酱于中，令患者浸酒中，烧极重不死。天启甲子秋八月，教场火药发，烧死药匠数百人，内十余人，遍体赤烂，未死者，令行此方，浸活如数。

〇疗火伤《肘后》。

破鸡子，取白涂之。

又取暖灰，以水和，习习尔以敷之，亦以灰汁洗之。

又方《卫生易简》

凡汤烧，先用盐末掺之，护肉不坏，后用药敷。

又方《本草附方》

用瓶盛麻油，以箸就树夹取黄葵花，收入瓶内，勿犯人手，密封收之，遇有伤者，以油涂之，甚妙。

〇平时收老黄瓜，不拘多少，觅厚实磁瓶贮之，藏暗湿处，自烂为水，将此水涂汤火伤处，立时止痛，可不起泡。此余幼时坠入烈火，半体皆伤，连疗不效，得此方愈《愿体集》。

清凉散《奇方类编》

专疗汤泡火烧，敷之止疼立愈。

大麦净沙锅内炒，至漆黑为度，取出以纸铺地上，出火气，研细末，烂者干揸，未破者，以香油桐油调揸。

〇疗汤火伤《暴证知要》。

鸡黄油，如法取敷。

法，用鸡子，不拘多少，煮熟去白留黄，入铜杓内，每十个加菜油一小酒盏，煎枯去查，出火气用敷，甚佳。黯斋陈君，每用药油救人，即此也。

〇汤煎膏火所烧《外台》。

熟捣生胡麻如泥，以厚涂疮上。

〇滚汤煎膏所灼，火焰所烧《外台》。

牛粪新者，和以鸡子白涂之，比常用之，亦不作疮，不痛，神效。

○火汤热油伤《公选良方》。

鸡子清油调淋洗，或用蜜涂。

○火药伤《危证简便》。

取鸡蛋清，多年阴沟泥，和匀敷神效。

又方

先吊腊酒冷洗，以拔其毒，再以鸡子十数个，熟去白，以黄炒焦黑，取油约一盏，用大黄研末二两，和匀敷上，三日全好。

桂枝去芍药加蜀漆龙骨牡蛎救逆汤《金匮》

疗火邪。

桂枝三两　甘草二两，炙　生姜三两　牡蛎五两，熬　龙骨四两　大枣十二枚　蜀漆三两，去腥

上水煎。

玄妙饮《丹台玉案》

疗汤火所伤，先服，恐火毒攻心。

黄连　花粉　玄参各二钱　陈皮　桔梗　山栀各一钱五分　竹叶十片

水煎，如药不便，只用好酒温，洗拔其热毒，内服童便，以护其心，使火毒不内攻，随取大黄末，桐油调敷，即垂危者，皆保无恙。

逐火丹《石室秘录》

疗无意之中，忽为汤火所伤，遍身溃烂，与鬼为邻，服之可以变死而生。

当归四两　茯苓　黄芪各三两　大黄　甘草各五钱　荆芥炒黑　黄芩　防风各三钱

上水煎。

○火烧汤泼，粥烫油烫奇方《疡医大全》。

平日泡过茶的茶叶，剩下的茶脚，不拘甚的粗细茶叶，用瓦坛一个，放朝北地上，日逐装在坛内，聚之已满，用大砖一块盖好，须得一年，用之方妙。愈陈愈好，凡遇上症，不问已溃未溃，搽上即定痛结疤，第一验方。

○火烧滚汤起泡《疡医大全》。

陈荞麦面，打糊裱上，立止疼痛结靥。

○滚粥焊伤《疡医大全》。

锡箔遍贴神效，如受伤重者，可吃温香油一盅。

○顾世澄曰，凡被火伤之人，宜用羌活一两煎服，俾火毒得汗外泄，庶免内攻《疡医大全》。

咬 伤 门

○人齿咬破指头，痛不可忍，久则烂脱手指并手掌，诸方不载，急用人尿，使瓶盛之，将患指浸在内，一宿即愈。如烂者用龟壳烧灰敷之。如无龟，用鳖壳烧灰搽敷，亦可《寿世保元》。

○人咬伤者，用龟板或鳖甲，烧存性为末，以香油调搽《奇效单方》。

又方《危证简便》

咬时一日内，先用热小便浸伤处，洗净牙黄瘀血。次以龟板或鳖甲调搽，若肿痛焮发疼甚者，亦与童便浸洗拭干，用粗草纸捻，蘸麻油点火，用烟焰熏肿痛上，良久方住以解牙毒，如臭腐淋漓，用葱白三两，粉草五钱煎汤，每日洗净，再用药搽。

又方《急验良方》

人咬，用溏鸡屎涂咬处，立刻止痛，不成脓。

又方

用生栗子，嚼烂敷之。

又方《丹方汇编》

用热尿洗去牙黄瘀血，以蟾酥丸涂入孔中，或嚼白果涂之。如痛用麻油纸捻，火焰熏之，用干人粪，装荔枝壳内，安定咬处，加艾团灸之，以不痛为度。

又方《危证简便》

人咬指，用饭店内陈久筷子按：即箸儿头数十个，烧灰存性，研细，用米汤调，做一个套子套上，虽极重者，亦可救。

疗猘犬咬人方《肘后》

先嘬却恶血，灸疮中十壮，明日以去，日灸一壮，满百乃止。按：嘬却恶血，人不肯为之，宜用角法嘬之。

又方《肘后》

生食蟾蜍鲙绝良，亦可烧炙食之，不必令其人知，初得啮便为之，则后不发。

又方《千金》

急用针刺去血，以人小便洗净，用胡桃壳半边，以人粪填满，掩其疮上，着艾灸之，壳焦粪干，则易之。灸至百壮，次日又灸百壮，灸至三五百壮，为佳。出《东医宝鉴》案《千金》无所考。

又方《圣惠》

杏仁去皮尖研，作汤频服之良。

又方

黑豆煮汁服之，甚良。

又方《奇效单方》

急于无风处，以冷水洗净，即服韭汁一碗，隔七日又一碗。四十九日共七碗，百日忌食，徐本斋云，风犬一日咬三人，止一人用此方得活，亲其验。一用胆矾末，敷患处立愈。《秘方集验》云韭菜汁一碗服之，百日内常食韭菜，更妙，○此原出《千金》。

又方《万全备急》

将番木鳖子，煅灰一钱，热酒调服。

又方《秘方集验》

番木鳖一钱，铜锅炒，雄黄四分，为末，冷水调三分五厘服之，大小便出血，即愈。

又方《奇方类编》

番木鳖三个　虎胫骨三钱　甘草一钱
上水酒各半煎服。

又方《寿域》

用生杏仁，捣烂敷之，立效。《千金》疗凡犬咬，杏仁熬黑研敷。
○疗颠犬所伤，或经久复发，无药可疗者，用之极验《医方大成》。

明雄黄_{五钱}　真麝香_{五分}

上研匀，用酒调二钱服。如不肯服者，则捻其鼻而灌之，服药后，必使睡，切勿惊起，令其自醒，候利下恶物，再进前药，则见效。

〇犬咬涎入疮，令人昏闷，浸椒水，调莽草末涂之《本草附方》。

〇疗风狗咬《本朝经验》。

铁砂_{一钱}　番木鳖_{六分}　甘草_{五分}

上水煎服，小儿减半，若过剂，令人迷闷不醒。

又方《本朝经验》

急用热小便，洗净咬处，生杏仁研烂封之，日一换，宜服。

防风　升麻　葛根_{各五分}　杏仁_{一钱}　甘草_{一分}

上水煎，此方甚效。

又方《本朝经验》

灸咬处，宜服金银花_{五钱}，木鳖，槟榔_{各三钱}，白芷，橘皮_{各二钱}，番木鳖，矾石，杏仁，甘草_{各五分}。

上水煎，或加铁浆一匕，或加韭汁为妙，服此药，每五日内，再用宽中丸，泻下五七行，下尽毒为度。

狗咬宽中丸

青黛　百草霜_{各三钱}　槟榔　木鳖　杏仁　黑牵牛　黄连　番木鳖　黄芩　大黄　雄黄　铁粉_{各一钱}　巴豆_{四十粒}

上为细末，稀糊为丸，大人三十丸，小儿十丸，白汤送下。以上二方，神效无比。

〇众疗不瘥，毒攻心烦乱，㖤已作犬声者，天灵盖烧灰末，以东流水和服方寸匕，以活止。《外台》〇㖤，音董，多言也。

又方《本朝经验》

斑蝥_{五分}　大黄_{一钱}　甘草_{二分}

上为末，水调下，不肯饮，捻鼻灌口内，当救万一。

〇凡风犬咬者，百日内忌饮酒，忌食鸡鹅羊猪肉肥腻诸口味，及发风毒物。麻物赤小豆，俱不可见。一年勿食茄子，终身忌食狗肉《危证简便》。

荞麦、赤小豆三年勿食之，青梅实，百日勿食之。

〇崔氏云，凡初被咬，即觅一切物与吃，后不发也《外台》。

○疗常犬咬人，伤处毒痛心闷《圣惠》。

杏仁半两，生用　桃白皮一两，剉

上水煎服，当吐狗毒瘥。

○疗狗咬人《圣惠》。

以火灸疮中肿上，捣韭汁饮三合，日三五度，疮瘥即止。

又方《危证简便》

先用米泔水洗伤处，令极净，再以杏仁口内嚼烂敷之，以帛缚之，即瘥。

又方

松香为末敷之，极效。

○凡犬伤人，量所伤大小，杏仁烂咬沃破处，以帛系定，至瘥无苦《本草衍义》。

又方《危证简便》

白矾纳疮中裹之，止痛速愈。

又方《回春》

银杏涂伤处。

又方《袖珍》

蓖麻子五十粒，去壳，以井花水，研膏。先以盐水洗咬处，乃贴此膏。《危证简便》续方云，蓖麻仁研如膏先以蓝水洗净敷上，即愈。

又方《山居便宜》

烧蟾蜍为末，敷之。

○狗咬血不止，急以砂糖涂之，立愈《博闻类纂》。

○犬咬伤，疮重发者，用蔓青根捣汁服之《肘后》。

又方

以蜡炙溶，灌入疮中。《山居便宜》云，捣生萝卜汁服之可解。

○疗狗咬极重者，虽遍身咬碎，搽立刻止疼神效方续《危证简便》方。

○用蚯蚓，捣烂搽敷狗咬眼内，以帕缚之，数日令愈，奇验。

○疗犬咬伤，不可便贴膏药，及生肌类，闭毒于内也，当先用舟车丸、禹功散、通经散等药，随便服，利十余次，肿减痛止，后方敷贴《儒门事亲》。

○疗猫儿咬《百一》。

研薄荷汁涂之，立效。

○疗猫咬伤人，常有隔窗放尿，被猫咬其阴头，其人将死。用老鼠粪烧灰麻油调敷，立效，岂非物类相感，而可以相制乎《寿域神方》。

○疗猫咬《本朝经验》。

雄黄末，水调涂咬处，若猫毒不尽，寒热时发，或遍身发斑者，用鼠毒神方，兼服紫金锭，甚效。

○疗鼠咬《圣惠》。

麝香封咬处，上以帛系之。

又方《寿域》

用砂糖调水冷服，立效。

又方

猫屎揉之，即愈。

又方《危证简便》

桐油涂之，先以盐汤洗净，次敷药。

又方《秘方集验》

斑蝥烧灰，麝香少许，津唾调敷。

又方《本朝经验》

急以火硝，盛咬处，点火发之，以散毒气，次将牡蛎、石灰、黄柏三味为末，调繁缕汁，涂咬处，服后方。

鼠毒神方《本朝经验》

疗鼠咬毒，或经久寒热淋沥如劳，或遍身发紫赤斑，或骨节疼痛，精神不爽。

当归 芎藭 生地 芍药各一钱 沉香 洋参各五分 茯苓七分 紫檀八分
白檀六分 甘草二分 千屈菜八钱六分

上每帖二钱，水煎服，忌食一切油腻动风物。

○若发斑，于其上以针去恶血，兼服紫金锭。亦疗猫咬毒。

柞木皮汤《本朝经验》

疗鼠咬伤。

柞木皮二钱　当归三分　川芎三分　金银花一钱　大黄五分　甘草一分

上水煎服，柞木即枥也，实名橡斗者是。

〇疗马咋，及踏人作疮，有毒肿热疼痛《肘后》，灸疮中及肿上，即瘥。

又方《外台》

割鸡冠血，点所啮疮中日三。

又方《救急易方》

灸疙，或人屎，或马屎，或鼠屎，烧为末，和猪脂，但取一味，皆可敷。

又方

用益母草细切和醋炒封之。

又方《医说》

用栗子，细嚼敷之，立效。

又方《秘方集验》

艾灸伤处，内服苏木汤一碗，即止痛，服童便韭汁，亦妙。寒水石末，敷伤处，旬日亦愈。

〇马咬毒入心，用马齿苋煎汤，服之，立瘥《圣惠》。

〇马咬成疮肿痛，石灰敷之效《危证简便》。

〇猪啮人《千金》。

炼松脂贴上。山居便宜云，以松脂熔作饼子贴之，以帛缚定。

又方

屋溜中泥以敷之。《救急易方》云，即今之承溜也。

又方《危证简便》

梓树叶，捣敷之。

〇猪咬成疮《本草附方》。

龟板烧研，香油调搽之。

疗蛇咬方《十便》

大衍方云，黄蜡熔化，滴疮口内，蛇齿有四，凡咬处必有四窍，每窍滴入黄蜡，应时不痛，其毒立散，经时毒气已入肠胃者，用黄蜡为丸，绿豆大，研雄黄为衣，酒吞下十丸，或十五丸，毒气内消。

又方《丹溪心法》

急以小便，洗出血，次取口中唾涂之。

又以牙垽，封伤处，敷而护之，甚妙，且不痛肿。山居四要云，用犬粪患处，亦佳。

○路行卒被蛇咬，当急扯裹脚带，扎缚伤处，上下寸许，使毒气不能恢伤肌体。又急用白矾安刀头，火上溶汁沸，滴于伤处，待冷以长篦子速挑去痼，则毒血随出。黯肿尚未退，更滴之，以退为度。村居山僻，及途中夜行，卒被蛇伤咬，难来白矾处，速作艾炷灸五壮，以唾调盐涂之，如黯肿尚未消，当更灸更搽，毒涎自然流出，且不透里伤人，蜈蚣咬亦宜灸《医学纲目》。

下卷

○赵延禧云，遭恶蛇所蜇，即帖蛇皮，便于其上灸，引去毒气即止《医说》。

○疗蛇咬《医学纲目》。

细辛五钱　白芷五钱　雄黄二钱　麝香少许

上为末，每服二钱，温酒调服。

○蛇伤溃烂，百药不愈，以新水数洗净腐败见白筋，挹干。以白芷末，入胆矾麝香少许掺之，恶水涌出，数十日平复《夷坚志》。

回生酒《医鉴》

疗毒蛇所伤至死，杠板归，不拘多少，研烂，用汁与生酒调服，随量饮之，渣贴患处立已。

○疗蛇咬《圣惠》。

白矾　甘草各一两

上为散，如蛇螫着之时，心头热躁，眼前暗黑，用新汲水服一钱，即止。《瑞竹堂方》名解毒散。

又方《救急易方》

急于无风处，以麻皮缚咬处上下，刀剜去伤肉，小便洗令净，烧铁物烙之，然后填蚯蚓泥，次填陈年石灰末，绢扎住，轻者针刺疮口并四旁出血，小便洗净，以蒜片着咬处，艾灸三五壮。

又方《愿体》

用蓝叶捣汁，调雄黄末敷之，或用雄黄一钱、生矾二钱，杓内溶化，将箸头蘸药伤处，冷则易之，连点七次，若毒走肿痛者，以麻油焰熏之，再用解毒紫金丹一钱，酒磨服之取汁。

〇鱼腥草_{即蕺菜}，疗蛇伤，用之辄愈，亦解蕈毒《吴蕈谱》。

〇毒蛇咬，烟袋烧热，滴油搽之，百试百效《疡医大全》。

又

烟袋内油，涂四边肿处，即消，切不可涂咬伤孔内。

又方《本朝经验》

生柿，及柿饼，捣烂，敷咬处，极效。若无生柿及柿饼，用柿漆亦佳。

〇蛇咬，忌食酸物梅子，犯之大痛《医学纲目》。

〇疗卒为蛇绕不解《千金》，以热汤淋之，无令人尿之。

〇疗蛇入口或入七窍《千金》，一人因热逐凉睡熟，瘖着有蛇入口中，挽不出，用刀破尾，入生椒二三粒裹着，须臾自出。

又方《肘后》

艾灸蛇尾即出。若无火，以刀周匝割蛇尾，截令皮断，乃将皮倒脱即出。

〇至道方云，蛇出后，急以雄黄、朱砂细研，煎人参汤调下灌之，取蛇毒《十便》。

〇蛇入七窍，劈开蛇尾，纳川椒数粒，以纸封之，其蛇自出，更煎人参汤饮之，或饮酒食蒜，以解内毒。如被蛇咬，食蒜饮酒，更用蒜杵烂涂患处，如艾于蒜上灸之，其毒自解，凡毒虫伤并效。《口齿类要》〇《卫生易简》云，急以手捻定，用刀刻破，以辛辣物置破尾上，用绵系之，自出，不可拔。

又方《疡医大全》

以针刺其尾，不过二三针，则褪出。

〇蜈蚣蜇人《肘后》。

割鸡冠血涂之瘥，又嚼盐涂之效，又嚼大蒜若小蒜，以涂之。

又方《外台》

按蓝汁以渍之，即瘥。

又方

取锡炙令热，以熨之，不越十度即瘥。

又方《圣惠》

取蜗牛，捺取汁，滴入咬处，须臾自瘥，此方神验。

又方

取蜡少许，将笔管，坐所咬处，熔蜡滴向管内，令到创上，三四滴便止。

又方《卫生易简》

以生姜汁调雄黄末，贴伤处瘥。

又方

用灯草，蘸油点灯，以烟熏之，不问他毒虫伤，皆可用，此方极验。《寿域》方云，用笔管一个，合在伤处，用纸点灯火，烧着吹灭，将烟入笔管内，用烟熏伤处止。

又方《秘方集验》

用艾于伤处灸三五壮，拔去毒即愈。

○中蜈蚣毒，舌胀出是也，雄鸡冠血，浸舌并咽之。一男子为蜈蚣入咽喉中咬之，垂死之际，一医令杀生鸡，血乘热灌喉中，蜈蚣即出而愈，实良方也《青囊杂纂》。

○蜂蛰人《肘后》。

取人溺新者洗之瘥。

又刮齿垢涂之。

又方《千金》

以淳醋沃地，取泥涂之。

又方《救急易方》

用酽醋磨雄黄，涂伤处。

又方《本草衍义》

用生芋梗涂之，立效。

又生芋头，刮汁敷之《梦溪笔谈》。

又方《医法指南》

用吐沫调朱砂擦之，又疗蜈蚣伤。

〇疗壁宫咬《圣惠》。

取青麻叶心七枚，以手按令汁出，涂之瘥。

又方

硇砂、雄黄，各半两，同细研，挑破疮，纳药在疮中。

又方《愿体》

壁虎咬伤，最难救疗。以青苔涂擦，再用败毒散，加青苔三钱煎服。

〇蜘蛛咬《外台》。

取生铁衣，以醋研取汁，涂之瘥。

又方《千金》

以乌麻油和胡粉，如泥涂之。干则易之，取瘥止。

又方《外台》

以蒜摩地，取泥涂之。

又方《圣惠》

雄黄一分　　麝香一钱　　蓝汁一大盏

上为末于蓝汁中，以涂咬处，立瘥。

又方

嚼薤白敷，立效。

又方，嚼续随子敷之，立瘥。

又方《直指》

缚定咬处，勿使毒行。以贝母末，酒服半两，至醉良久酒化为水，白疮口出，水尽仍塞疮口，甚妙。

又方《本草附方》

乌鸡屎，浸酒服，又取冠血涂之。

又方《医学纲目》

蜘蛛咬，诸般虫咬，用葛粉、生姜汁调敷。

○壁镜毒人必死《酉阳杂俎》。

桑柴灰三度沸取汁，调白矾末为膏，涂疮口，即瘥。

又方《救急易方》

醋磨雄黄涂之妙。

又方《本草附方》

用大黄，研醋水涂伤处，立效。

○毛虫蜇人《本草附方》。

赤痛不止，马齿苋捣熟封之妙。

又方《医学纲目》

杂色毛虫极毒，凡人触着，则放毛入人手足上，经数日痒在外，而痛在内，骨肉皆烂，有性命之忧，此名射工毒，诸药不效，用锅底黄土为末，以酸醋捏成团，痒痛处搓转，其毛皆出在土上，痛痒立止，神效无比。黄土即伏龙肝也。

又取蒲公英根茎白汁敷之，立瘥。

又方《危证简便》

甘草口内细嚼敷之，立时愈。

又方

如肉已烂，用海螵蛸为末敷之愈《经验良方》。

○疗恶虫咬《圣惠》。

蛇蜕皮，煮汤洗三两度。

又烧灰水和敷疮上。

又方

紫草浸油涂之。

○疗蛇毒，及一切虫伤，但有小气，可以下药，即活神效《千金》。

麦门冬煎汤，调香白芷末服之，腥秽黄水，自口中出。

○凡蛇伤虫咬，仓卒无药去处，以大蓝汁一碗，雄黄末二钱调匀，点在所伤处，并令细细服其汁神验，如无蓝，以淀花青黛代之《医说》。

○疗诸蛇虫伤毒，用青黛雄黄等份为末，新汲水调一钱服《卫生易简》。

○诸虫咬伤《本草附方》。

以灯火熏之，出水妙。

又方《救急易方》

诸恶虫伤，以腻粉、生姜汁，调敷伤处。

又方《奇效良方》

用白矾、雄黄、黄蜡等份，丸如指头大，遇有伤处，匙上溶开，滴伤处，或以竹筒按上滴入，则毒不散。

雄黄散《千金》

疗一切恶虫，咬著人成疮，不可辨认，医疗不效者。

雄黄　硇砂　白矾　露蜂房各等份

上为细末，入麝香少许，同研匀，用醋调涂疮上，难辨认者，尤宜速疗，三五日，毒气入心，不得闻哭声。《卫生易简》无白矾，有乳香，疗二十七般虫，咬伤人及疮肿。

○凡虫畜所伤，痛极危急，或因伤经风，而牙关紧闭，角弓反张，不省人事者，此毒流经络也，急用蒜切片，以艾灸之，令伤处着火，痛裂则气聚，而毒随气返，返则毒提，伤处得火而散，即随火疮而泄，不致内攻矣。若灸十余壮，不应，即加至三五十壮，无不应手而愈者，故疗痈毒者，以隔蒜灸法，有回生之功也，古人有淋洗灸刺等法，正以引导经络，祛邪解散之愈，予遇施此法，而应手者比比，故记之《医级》。

○误中蛇虺脸百虫毒《疡医大全》。

雄黄一钱　巴豆去油，一粒　干姜五分　麝香一分

共研细开水调服。

诸物入耳门附入鼻，入目，眼被物撞着

疗耳中有物不可出方《千金》

以弓弦，从一头令散，傅好胶，挂耳中物上停之，令相著，徐徐引出。

《肘后》附方云，麻绳剪令头散。

○百虫入耳《千金》。

蜀椒末一撮，以醋半升调，灌耳中，行二十步即出。

又方

火熨桃叶卷之，取塞耳立出。

又方

以葱涕灌耳中，虫即出。

又方

若甲虫入耳者，以火照之，即向明出，或蚰蜒诸虫入耳，以酢灌之。或麻油，或人尿亦佳。

又方《卫生易简》

用鸡冠血，滴入耳中即出。

又方

用苍耳草，捣自然汁，灌少许于耳内，其虫即倾出。

○百虫入耳，不可惊动，如在左耳，以手紧闭右耳，及两鼻孔，努气至左耳，虫自出，右耳亦然《集验良方》。

又方

宜闭口勿言，以纸塞耳窍、鼻窍，只空虫入之耳，用麻油滴入耳窍中，或出或死《疡医大全》。

○如虫夜间暗入者，切勿惊慌喊叫，逼虫内攻，宜正坐点灯光向耳窍，其虫见光即出，对面有人，其虫不出《正宗》。

○蜈蚣入耳《肘后》。

以木叶裹盐，炙令热，以掩耳上，即出，冷复易之验。

又闭气，满即吐之，复闭准前，以出为度，或死耳中，徐徐以钩针出之。

又方《救急易方》

用生姜汁，灌耳中自出。

又方《本朝经验》

用萝卜汁，灌耳中亦佳。

○蚰蜒入耳《圣惠》。

小蒜捣研取汁，灌耳中自出。

又方

地龙一条，纳葱叶中，化水滴耳中，其蚰蜒亦化为水。

又方《瑞竹堂方》

蜗牛全捶碎，置于耳边即出。

又方《卫生易简》

用龙脑少许，吹入耳中，其虫即化为水。

又方

用猫尿灌耳中立出。取猫尿，用盆盛猫，以生姜擦牙。
○飞蛾入耳《肘后》。

先大吸气，仍闭口掩鼻呼气，其虫随气而出。

又方

闭气以苇管极吸之即出，亦疗百虫入耳。《百代医宗》，吸虫诀云，疗诸虫入耳，药品不便者，此法最妙。竹管入透半耳中，使口用力一吸，其虫随气而出，俗人未识此捷。

又方《卫生易简》

用酱汁灌耳中，又击铜器于耳傍。
○蚁入耳《肘后》。

烧陵鲤甲末，以水和灌之。
○疗小虫蚁入耳挑不出《卫生易简》。

灯心浸油钓出虫。
○疗百节蚰蜒并蚁入耳《本草附方》。

苦酒注之，起行即出。
○水入耳中《救急易方》。

用薄荷汁点之立效，又用麻油点耳内立出。
○水银入耳，及入六畜等耳皆死《怪症方》。

以金银着耳边，水银即吐出。
○疗黄豆入耳《救急易方》。

用鹅翎管，截作长一二寸许，去其中膜，留少许于一头，以有膜之头，入耳中，口气吸之即出。

又方《本朝经验》

若在左耳，以手紧塞右耳，及两鼻孔，令闭气。一人将中指紧按豆入耳根下凹处，一手将耳朵向下引挽，患人一势努气，豆自出，右耳亦然。

○诸物入鼻不出《本朝经验》。

作纸捻刺鼻打嚏一声即出，若不出，频频取嚏为佳。

○疗目芒草沙石辈眯不出《肘后》。

磨好墨，以新笔点注目中瞳子上。

又方《圣惠》

疗杂物眯目不出，鸡肝血注目中，神效。

又方

白蘘荷根，捣绞汁注目中即出。

又方

书中白鱼，以乳汁和研注眼中良。

又方《圣济》

生栗七粒嚼烂，取汁洗之即出。

又方《本草》

大藕洗捣绵裹，滴汁入目中即出。

麦芒入眼不出方《外台》

煮大麦汁注眼中，即出良。

○眼被物撞着《圣惠》。

杏仁烂研，以人乳汁浸频频点。

又方 叶氏方

牛漩日两三次点之避风，黑睛破亦可。

又方《本朝经验》

水仙花根掘取洗研烂，和沙糖点眼中。

又方

麻蝇头数十个，研和砂糖水，点眼中。

又方

鹿茸为细末，调人乳，频频滴眼中。

误吞诸物门

误吞钩方《肘后》

若绳犹在手中者，莫引之，但益以珠珰若薏子辈，就贯之著绳，稍稍令推至钩处，小小引之则出。

〇误吞钱《外台》。

捣火炭末，服方寸匕，则出。

又方《圣济》

葵菜不以多少，绞取汁，冷饮之，即出。

又方《魏氏方》

烂嚼凫茈咽之，多为妙，生熟皆可。《百一》方云自然消化成水。

又方《事林广记》

草索头寸剪十四段，烧葵菜汁调服。

〇误吞铜钱《经验良方》。

木贼草为末，每服一钱，用鸡子白调下。

又方《怪症方》

多食胡桃，自化出也，胡桃与铜钱共食成粉，可证矣。

又方《博闻类纂》

以小羊蹄草，嚼咽即下。

〇误吞金银或铜钱入腹《卫生易简》。

石灰—杏仁大　硫黄—皂荚子大

同研末，酒调服。

又方《续医说》

韭菜熟而不断，与蚕豆同咽之，不过二次，从大便出。

又方《救急易方》

肥肉与葵菜作羹，即食数顿，则铜铁自然下。

○误吞铜钱《救急良方》。

用桑柴灰，细研，米饮调下二钱；或用绿豆粉，冷水调下三钱；或生茨菰，取呷；或浓煎艾汤饮；或多服饴糖，立出。

又方

用艾蒿五两，水五升，煮取一升，顿服之，立下。

又方

以蜜一升，服之即出。

○疗误吞铁石骨刺等不下危急《百一方》。

王不留行　黄柏皮等份

上为细末，蒸饼丸如弹子大，以麻线穿之，挂当风处，每用一丸，冷水化并灌下，立效。

○误吞铜钱，或金银等物不能化《得效》。

用砂仁，浓煎汤服之，自下。

○误吞针类《救急易方》。

用好磁石含之，即出，或为末服方寸匕。

○又以香油一盏服之，次用干面烧饼令人食饱，其针随大粪中出。

○误吞针，刺咽中痛者《疡医大全》。乱麻筋一团，搓龙眼大，以线穿系留线头在外，以汤浸湿，急吞下咽，顷刻扯出，其针必刺于麻中而出，如一回不中节，再吞再扯。

又方

针入咽，无药可施，癞蛤蟆数个，将头剁去，倒垂流血，以瓯接之，得一杯许，灌入喉中，移时连针吐出，针自软曲。

○儿误吞针，哽喉不下，死在须臾《保元》。

用黑砂糖，和黄泥为丸，令儿吞下，泥裹针于内，大便而下。

○误吞钩线《圣惠》。

蝼蛄去身，吞其头数枚，勿令本人知。

○误吞线锤《续医说》。

啖以饧半斤，即于谷道中，随秽而下。凡误吞五金者，皆可啖也。

○误吞竹木，入喉咽出入不得者《本草附方》。

故锯烧令赤，渍酒中，及热饮之。

又方

秤锤烧红淬酒饮之。

○误吞稻芒《本草附方》。

白饧频食。

又

用脂麻炒研，白汤调下。

又方《直指》

蓬砂、牙硝等份为末，蜜和半钱含咽。

○误吞蜈蚣《疡医大全》。

急吞生鸡蛋二枚，不可嚼，次日即裹出。

又方

生公鸡热血，灌入喉中，蜈蚣即出。按：《坚瓠集》载以上二方，并云更饮菜油盏许，须臾大吐，以蜈蚣畏油故也。

又方《医法指南》

韭菜连根擂水，一大碗灌之。

○误吞水蛭《本草附方》。

蓝靛和酒绞取汁服。

又方《口齿类要》

食蜜即愈。试以活蛭投蜜中，即化为水，屡验。一书云，井中生蛭，以白马骨投之即无。试之亦验。夫蛭，即蚂蟥也，虽死为末，见水复活，吞之为害不小，疗以前法，无不愈者。

○误吞马蟥腹痛《寿域》。

用田中泥为丸，水吞下，其虫必随吐泻出。

○误吞水虫，食蜜即化《医法指南》。

○误吞田螺，下喉将死者《奇方类编》。

将鸭一只，以水灌之，少时将鸭倒悬，令吐涎，与病人服之即化。

○误吞小蛇，闷乱欲死《本朝经验》。

柿饼五六枚，水煎多饮之，泻下而愈。

○木屑抢喉《奇方类编》。

铁斧磨水灌之，即愈。

○误吞发，绕喉不出《本草附方》。

元头乱发，烧作灰，水服一钱。

○误吞大骨《绿竹堂方》。

南硼砂含化，即愈。

○误吞硝子碎片，哽喉不下欲死《本朝经验》。

款冬花根茎，烧灰为末，白汤匀服之。

又方

山崖黄土，水搅频频饮之极验，硝子得土即消也。

○吞桃枝竹杖《疡医大全》。

但口中数数多食白糖，自消去。

○误吞磁锋《疡医大全》。

生红萝卜捣烂吞下，其磁锋即从大便而出。

○误食诸虫《本草附方》。

蜀椒制其毒。

○误食蜘蛛暴死《本草附方》。

取猫涎送下解毒药。

诸物哽噎门 附儿头入臼，指入竹筒

○疗鱼骨鲠在喉中，众法不能去《外台》。

取饴糖丸如鸡子黄大吞之，不去，又吞，此用得效也。

又方

以少许硇砂，口中咀嚼咽之立下。

又方

小嚼薤白令柔，以绳系中央，持绳一端，吞薤到哽处引，哽当随出。《救急易方》云，绵一小块，以蜜煮用，即与此法同。

又方

作竹蔑刮令滑，绵缠内咽中，令至哽处，可进退引之，哽即出。

又方

好蜜一匙抄，稍稍咽之，令下良。

又方《续医说》

速取新绵白糖二物，将绵裹糖如梅大，令患人咽下，入喉间，留绵一半于外，时时以手牵掣，俾喉中作痒，忽然痰涎壅出，其骨粘于绵上矣。

又方《魏氏》

砂糖如鸡子大烂嚼，仰面以热酒咽下，骨随酒便下。

○又白梅取肉去核，以砂糖含化，须臾骨软自下，此方甚验。

又方《百一》

缩砂、甘草等份为末，绵裹含之咽汁，当随痰出。

○咽中骨哽欲死者《本草附方》。

白凤仙子，研水一大呷以竹筒灌入咽，其物即软，不可经牙，或为末吹之。

疗食诸鱼骨鲠久不出方《本事》

上以皂角末少许，吹鼻中，得鲠出，多秘此方。礼云，鱼去乙，谓其颐间有骨如乙字形者，鲠人不肯出也，○按：此方原出《圣惠》。

○金银铜铁哽本草《百病主治》。

缩砂浓煎服或加甘草　凤仙子及根擂汁下铜铁物哽　薤白　慈菇汁　凫茈　胡桃　石灰同硫磺少许酒服

○竹木哽《百病主治》。

半夏服取吐　鲫鱼胆点　象牙为末水服　桃李哽《百病主治》　麝香酒服

○枣核哽《万全续方》。

人头垢为丸，茶下十丸吐之。

○小儿误吞一钱，在咽中不下，以净白表纸，令卷实如箸，以刀纵横乱割其端，作髯松之状，又别取一箸缚针钩于其端，令不可脱，先下咽中轻提轻抑，一探之觉钩入于钱窍，然后以纸卷纳之咽中，与钩尖相抵，觉钩尖入纸卷之端，不碍肌肉，提之而出《儒门事亲》。

疗诸鲠方《十便》

胡氏方云，以木炭皮为细末，研令极细，如无炭皮，坚炭亦可。粥饮调下二钱，日四五服，以鲠下为度，此法人家皆有。沈存中云在汉东，乃目睹其神，有刘晦士人，邻家一儿误吞一钱，以此饮之下一物，如大乌梅，割之乃炭裹一钱也，池州徐使君，极宝此方，数数用之，未有不效者，近岁累有人言得此方之效，不复悉载。

○疗竹刺筅帚须鲠在喉中《绿竹堂方》。

用多年旧篱笆竹，截断煎浓汤吃下，立愈。

○竹丝鲠《疡医大全》。

不拘黑白，芝麻炒熟，泡汤饮，再以干芝麻嚼服几口或以芝麻捣烂，嚼食。

○吞铜在喉不出《疡医大全》。

麸炭末，指弹入喉中，其铜当即咯出。

○误吞桃李不下《疡医大全》。

以少许水，灌小儿头，承其水与饮即出。

○误吞铁钉，横喉不下《本朝经验》。

马腹中石，研末，水调咽下，少顷吐出，神验。

○糍糕噎咽，逡巡至死《本朝经验》。

酽醋灌鼻孔中，立喷出。

又方

萝菔自然汁，灌鼻中，亦佳。

又方

铁浆少许，灌口中。

又方

鸡冠血和生姜汁，灌口鼻中，虽死立出而苏。

又方

冬葵子，水煎灌，亦佳。

〇一小儿五岁，因戏剧，以首入捣药臼中，不复出，举家惊呼无计，或教之，使执儿两足，以新汲水急浇之，儿惊啼体缩，遂得出《医说》。

〇儿头入臼《事林广记》。

儿头入铁臼，以喷嚏药，着鼻中，即出。

〇指入竹筒《事林广记》。

以石灰浸水，蘸饷时，即出。

诸物入肉门

〇疔针折入肉中《千金》。

刮象牙为末，水和聚，着折针上，即出。

又方《瑞竹堂方》

蝼蛄脑子捶烂涂上即出

上用硫黄研细调贴，以纸花贴定，觉痒时，其针即出。

〇针棘竹木诸刺，在肉中不出，鼠脑捣烂，厚涂之，即出。《肘后》〇《危证简便》方云，疔医针人病，而钉折在肉中。

〇针误入肉，无眼者不动，有眼者随气血游走，若走向心窝胸膛者险《疡医大全》，急用乌鸦翎数茎，炙焦黄色，研细末，酒调服一二钱，俱可。

如圣膏《疡医大全》

疔针入肉，车脂辇油，不拘多少，研如膏，调磁石细末，摊纸上，如钱许，贴之，每日换二次。

〇竹木刺在肉中不出《千金》。

头垢涂之即出。

又方

嚼白梅以涂之。

又

温小便渍之。

又方《刘涓子方》

鹿角烧灰末，以水和涂之立出，久者不过一夕。

○芦苇刺入肉《外台》。

细嚼栗子，粗罨伤处。

○疗竹木刺入肉《良朋汇集》。

蓖麻子，捣烂涂上，即出。

又方《疡医大全》

收晚蚕蛾，入竹管内塞之，凡遇竹木刺戳入肉内，即取蚕蛾，研细，和津唾调涂之，即出。

又方《本朝经验》

螳螂头，研和米糊，摊纸花上贴之，并疗针入肉，效。

如神散《本朝经验》

疗针及竹水刺入肉，并一切骨哽悉效。

松叶　凤仙花茎叶并子

上烧存性，各等份为末，每服五七分，温酒送下，针及竹木刺入肉者，顷刻出，其效如神。

○疗少阳鱼刺《医方集宜》。

用大麦，不拘多少，浓煎，熏洗伤处，即止。按：海鹞鱼，《食鉴》一名少阳鱼，藏器云，尾有大毒，海人被刺毒者，以扈竹及海獭皮解之。

又方《本朝经验》

焚樟脑或樟木枝叶薰之，以解刺毒。

中药毒门

甘豆汤《千金》

甘草，解百药毒，此实如汤沃雪有同神妙，方称大豆汁解百药毒，余每试之，大悬绝，不及甘草。又能加之，为甘豆汤，其验尤奇。《百一选方》，加淡竹叶。

○凡中相反药毒，面青脉绝，腹胀吐血《疡医大全》，蚕退纸即出过蚕的纸，烧灰研一钱，冷水调服，虽危可活。

○石药毒，用白鸭屎人参《千金》。

○甘草安和七十二种石，一千二百种草，解百药毒《本草》。

○雄黄毒，用防己《本草》。

○铁粉毒，用磁石、皂荚、乳香《本草》。

○锡毒，用杏仁《本草》。

○礜石毒，用大豆汁《本草》。

○桔梗毒，用白粥《本草》。

○踯躅毒，用栀子汁《本草》。

○杏仁毒，用蓝子汁《本草》。

○金银毒，水银服数两即出。鸡屎汁，煮葱白汁，鸭血及屎汁，并疗《本草》。

○大戟毒，用菖蒲汁《本草》。

○甘遂毒，用黑豆汁《本草》。

○芫花毒，用防己、防风、甘草、桂汁《本草》。

○藜芦毒，用雄黄、温汤，煮葱汁《本草》。

○半夏毒，用生姜及干姜汁。南星毒，同《本草》。

○蜀椒毒，用葵子汁、蒜、桂汁、人尿、冷水、土浆、鸡毛烧吸烟，及调水服《本草》。

○硇砂毒，用绿豆汁、浮萍《本草》。

○丹砂毒，用蓝青汁、咸水《本草》。

○用盐半两，以冷水搅匀，令澄，旋旋服之，又以蚌肉食之良《奇效良方》。

○桂毒，用葱汁《本草》。

○铜毒，用慈姑、胡桃、鸭通汁《本草》。

○苦瓠毒，用稷米汁、麦穰汁《本草》。

○瓜蒂毒，用麝香《本草》。

又方《本朝经验》

服瓜蒂，吐不止，啜味噌汁。又令患人踞床，以桶盛冷水，渍脚至膝立止。按《博物志》，以冷水渍至膝啖瓜至数十枚。

○解砒霜毒《本草》。

烦躁如狂，心腹疼痛，四肢厥冷，命在须臾，黑铅四两，磨水一碗灌之。

又方

麻油一碗灌之。《经验良方》云，立可起死神验，○《暴证知要》云，紧束其腹吐之。

又方 《百一》

白扁豆不拘多少，为细末，入青黛等份，细研，再入甘草末少许，巴豆一枚，去壳，不去油，别研为细末，取一半，入药内，以砂糖一大块，水化开，添成一大盏，饮之。毒随利去，后服五苓散之类。《医林集要》，用益元散。

又方

酽醋多饮之，吐出毒即解，不可饮水。

又方 《危证简便》

急以人屎汁灌之，即解。若在胸中作楚者，急以胆矾三分，研细，冷水调灌，即吐出；若在腹中痛甚者，宜用黑铅四两，磨水两三碗，渐磨渐灌，即大泻出毒气而愈；在膈上，则瓜蒂散吐之，在腹中则万病解毒丹下之《入门》。

救急丹 《辨证录》

大下毒药，莫此为甚，救法必须吐其毒。

甘草二两　瓜蒂七个　玄参二两　地榆五钱

水煎服，一下喉即吐，再煎渣服之又吐，砒霜之毒必尽。

苦参汤 《辨证录》

此方亦神妙，苦参三两，煎汤一碗，一气服之，即大吐而愈。

总以吐解毒尽为度，醒后仍颠不语者，每日以绿豆水饮之，毒尽自愈《秘方集验》。

泻毒神丹 《石室秘箓》

服砒霜之毒，五脏欲裂者，腹必大痛，舌必伸出，眼必流血而死，最可怜也，急用此。

当归三两　大黄一两　白矾一两　甘草五钱

水煎汤数碗饮之，立时大泻，则生；否则，死矣。

○砒霜服下未久者，取鸡蛋一二十个，打入碗内，搅匀入明矾末三钱灌之，吐则再灌，吐尽便愈《洗冤录》。

解砒毒神验方《秋灯丛话》

白矾三钱，调水饮之，立解。

黄矾散《医学心悟》

服毒者，砒信为重也，用小蓟根捣汁饮之，立救。或用此散疗，据云奇效。

大黄一两　明矾五钱

共为末，每服三四钱，冷水调下。

〇误中砒毒，横身紫累，百解不效，此名砒霜累疮《疡医大全》。

黄土地上，挖一斗大坑，以井水满之，搅令浑浊，以一碗与之，少刻又与之，待浑身紫累俱散，一吐即苏，虽冬月间，亦宜用此法，必效。

〇解斑蝥毒《百一》。

以泽兰挼汁饮之，干者为细末，白汤调下。

又方《青囊杂纂》

玉簪根擂，水服之，即解。

又方《洗冤录》

黑小豆汁服之瘥，用肥皂水灌下，再以鹅翎绞喉数次，令吐即活。

又方

用生鸡卵，开孔灌入口中，连灌五六枚，得吐即活，倘闭以箸抉开灌入。

疗食野葛已死者方《肘后》

以物开口，取鸡子三枚，和以灌之，须臾吐野葛出。

又方

取生鸭，就口断鸭头，以血沥口中，入咽则活，若口不开，取大竹筒，以一头拄其胸胁，取冷水注筒中，数易注之，须臾口开，则可与药，若甚者，两胁及脐，各筒注之，甚佳。

又方

饮甘草汁，但唯多更善。

又方《千金》

煮桂汁饮之，又唼葱涕佳。葱涕疗诸毒。

又方《秘方集验》

急以升麻汤探吐，亦妙。

又方

用犬粪汁灌下，即可解；或用韭菜汁灌下，亦可。

通肠解毒汤《辨证录》

疗服断肠草，气不能通，腹痛便闭而死。

甘草—两　大黄—两　金银花—两

水煎服，一泻。

○胡蔓草即钩吻

叶如茶，其花黄而小，一叶入口，百窍溃血，人无复生，广西愚民，私怨茹以自毙，家人觉之，急取抱卵未生鸡儿细研，和以清油斡口灌之，乃尽吐出恶物而苏，少迟不可救矣，如人误服此药者，止以前法解之《岭南卫生方》。

○乌头天雄附子毒，用大豆汁、远志、防风、枣肉、饴糖《本草》。

又

用人参汁　陈壁土泡汤服　绿豆汁井华水。按：《朱子文集》云，中乌头毒，势甚危恶，多饮新水，大呕泄而解，此亦不可不知也。

又方《百一》

多年壁土，热汤泡，搅之令浊，少顷乘热去脚取饮，不省人事灌之，或掘地以水搅浆水，饮亦妙。

又方《本草》

童尿饮之。

又

黄连汤饮之。

又方《琐碎录》

麻痹不省者，竹青浓煮汁温冷服之。

又方《保元》

呕吐不止，以香油灌下立解。

又方《暴证知要》

目赤狂躁，用萝菔汁，入黄连甘草汁，各半盏服。

又方《博闻类纂》

急以冷水漱口，饮一二口尤佳。盖野猪每中药箭，必走入溪涧饮水，此其验也。

一方

饮少生麻油。

○一人服附子酒多，头肿大如斗，唇裂血出，急取绿豆、黑豆，各数合，生嚼，并浓汁饮之，乃解《危证简便》。

○巴豆毒，用煮黄连汁、大豆汁、菖蒲汁、煮寒水石汁、冷水《本草》。

又方《肘后》

下利不止，黄连、干姜等份为末，水服方寸匕。

又

大豆煮汁一升饮之。

又方《危证简便》

以黄连、黄柏煎汤冷服，忌食热汤热性药物。

又方《百一》

生油即解。

又方《怪症方》

芭蕉根汁，解之。

又方《本朝经验》

下利不止困顿，用参连汤。

人参二钱　黄连一钱

水煎，兼啜冷粥。

○解轻粉毒《本草》。

齿缝出血臭肿，贯众、黄连各半两，煎水，冰片少许，时时漱之。

又方《医方摘要》

出山黑铅五斤，打壶一把，盛烧酒十五斤，纳土茯苓半斤，乳香三钱，封固，重汤煮一日夜，埋土中，出火毒，每日早晚任性饮数杯，后用瓦盆接小便，自有粉出为验，服至筋骨不痛乃止。

又方《暴证知要》

误吞轻粉，筋骨痛，川椒半斤，汤泡晒干，三泡三晒为丸，天花粉为衣，空心温酒下五十丸。

又方《万全备急》

黑铅烧热，淬酒数次，饮之，

又方《奇方类编》

川椒，去目，每日清晨吞之，任意不拘多少，白汤下。

○中水银毒《万全备急》。

生炭为末，煎汁服，

又方《本草》

黑铅解之。

又方《疡医大全》

拣开口花椒二两吞下，即裹水银从大便出。

○解铅粉毒《秘方集验》。

砂糖调水服。

又

肥皂捣烂，取汁灌下皆效。

又方

以麻油调蜂蜜与服《敬信录》。

○皂矾毒《疡医大全》。

急取面糊一钵服之，

○多服犀角令人烦《入门》。

麝香一字，调水饮之。

○硫黄毒，用米醋、黑铅、铁浆、朴硝《本草》。

又方

黑锡煎汤服即解。

又方《圣济》

硫黄毒发，令人背膊疼闷，目暗漠漠，乌梅肉焙一两，沙糖半两，浆水一大盏，煎七分呷之。

○哑芙蓉毒《保元》。

或不省人事，用酽醋温热，入砂糖灌下一二碗，探吐之。

○大黄芒硝毒《暴证知要》。

泄泻不止，用炒干姜半两、甘草二钱、乌梅二个，水煎服。陶氏杀车捶，更有粳米、人参、白术、附子皮、升麻，上灯心一握水煎，入炒陈壁土一匙调服。

○麻黄毒《暴证知要》。

汗出不止，将病人发，撒水盆中，足露于外，用炒麸皮，布裹款款烙之，如再不止，用扑粉。

扑粉方《医方考》

龙骨　牡蛎　糯米各等份

上为末扑之。《孝慈备览》，用麸皮糯米粉各一升、龙骨牡砺各二两，极细末，以疏绢包裹，周身扑之。

○误食腊黄《万全续方》。

吃海蜇，即解。按：《续医说》云，水母，吴人名为海蜇。

○误服银朱腊黄《疡医大全》。

蕹菜水温服，即解。

○误服银粉《疡医大全》。

麻油　黄蜜　红砂糖

搅匀服之。

又方

多食生荸荠，即解。

又方

香油灌之。

又方

急捣萝菔汁饮之。

○桐油毒《本草》。

吐不止，干柿饼食之。

又

甘草解之。

又方《救急易方》

热酒饮之良。

○中石炭毒昏瞀，饮冷水即解《本草》。

○服药过剂闷乱者《外台》。

水和胡粉，水和葛根，地浆，蘘荷汁，豉汁粳米泔，干姜，黄连，饴糖，饮蓝汁，吞鸡子黄，刮东壁土少少，以水一二升和饮之良。

○烧犀角，水服方寸匕，凡此诸药，饮汁解毒者，虽危急，亦不可热饮之，待冷则解毒，热则不解毒也。

○凡解药毒汤剂，不可热服，宜凉饮之，盖毒得热则势愈盛也。然此特以中热毒为言耳。若解木鳖菌蕈黄连石膏之类，而中阴毒者，岂仍避热，而犹堪以寒饮乎《疡医大全》。

○集验，疗中诸毒药未死，但闻腹中烦冤，剥裂作声，如肠胃破断状，目视一人成两人，或五色光起，须臾不救方《外台》。

取新小便，和圊边久屎一升，绞取汁一升顿服。气已绝，但绞口与之，入腹便活也，已死万一冀活，但数与屎汁也。

○疗药毒不止烦闷《千金翼》，甘草二两，白粱粉一升，蜜四两。

上水煎，如薄粥饮一升。《杨氏家藏方》，不用白粱粉，用绿豆粉，名甘粉散，解一切药毒，

矾灰散《三因》

疗中诸毒。

白矾，牙茶各等份

上为末，每服二钱，新汲水调，一得吐即效，未效再服。《杨氏家藏方》，名备急散，此药入口味甘，而不觉苦者，是中毒也。

青黛雄黄散《三因》

凡始觉中毒，及蛇虫咬，痈疽才作，即服此令毒气不聚。

上好青黛　雄黄等份

上为细末，新汲水调下二钱。

化毒散《杨氏家藏》

疗中药毒吐血，或心痛，或舌尖微黑，口唇裂，嚼豆不腥者是。

巴豆一枚去心膜研如泥　黄丹半钱　雄黄一字同研细

上用乌鸡子一枚，煎盘内，煎成饼，掺药在上，卷为筒子，临睡一服，烂熳茶清送下，当夜取下毒。

○解毒药，用露蜂房、甘草等份，用麸炒令黄色，去麸，为末，水二碗，煎至八分令温，临卧顿服，明日取下恶物极妙《寿域神方》。

○误食毒药，咽喉急闭《魏氏家藏》。

用羊蹄根，细研，醋调饮，吐出涎，灌蜜水，声方出。

○疗中诸药毒《卫生易简》。

用四物汤香苏散，各一贴，和煎服，或萱草根研汁饮之。

○解一切药毒《百一》。

白扁豆，生煞干为细末，新汲水调下二三钱，吴内翰备急方云，服砒霜，大渴利，腹胀欲裂，以水调，随所欲饮与之，即安。

又方

续随子随多少，以热汤送下，毒即随大便利去。

○疗吐却恶毒物后，觉胸心不安稳《圣惠》。

茯苓　麦门冬　人参各一两　青竹茹半两

枣三枚，水煎服，且宜食粥。

中饮食毒门

○饮食中毒烦懑，疗之方《金匮》。

苦参三两　苦酒一升半

上煮三沸，三上三下服之，吐食出即瘥，或以水煮亦得。

又方

犀角汤亦佳。

○贪食食多不消，心腹坚满痛《金匮》。

盐一升　水三升

上煮，令盐消，分三服，当吐出食，便瘥。

○蜀椒闭口者有毒，误食之，戟人咽喉，气便欲绝，或吐下白沫，身体痹冷，急疗之方《金匮》。

浓煎豉汁饮之，桂煎汁饮之，饮冷水一二升，或食大蒜，或饮地浆。

○误吞椒闭气不通《百一》。

吃京枣三个，解之。

○食诸菌中毒，闷乱欲死疗之方《金匮》。

大豆浓煮汁饮之，人粪汁饮一升，土浆饮一二升，服诸吐利药并解。

○食枫树菌，而笑不止，疗之以前方《金匮》。

○误食野芋，烦毒欲死，疗之以前方。人种芋三年不收，成野芋，并杀人，○《金匮》。

○疗中蕈毒同菰毒《圣济》。

左缠藤，取枝茎，煎汁服之。

又方《夷坚志》

取金银花生唊，甚验。

又方《得效方》

用芫花，生为末，每服一钱，新汲水调服，以利为度。

又方《朱氏集验》

茱萸煎汤服，吐下解。

又

熟艾煮服三五盏，雄鸡取热血灌之。

又方《汤方集验》

六一散滑石六钱，甘草一钱，研匀，每服二钱，水调服效。

又方《乡药集成》

生瓜少许，和油食之。《村家救急方》，作冬瓜。

癸丑年，家童摘蕈烧于火中，戏云，食之味甘，一婢信之，食少许，又二婢在傍，取食些少，须臾三婢眩闷，一倒灶中，二人房而倒，仓卒无药，令食生瓜，又吃与真油一小滴，然后目开，渠云，眩闷中，生瓜入口，则一路冷彻咽中，始知有生理。

○疗蕈毒欲死《百一》。

用石首鱼头，白水煮浓汁灌之。

解菌汤《辨证录》

疗误食毒菌，胸胀心疼腹痛，肠泻而死。

甘草二两　白芷三钱

水煎服，服后乃用鹅翎，扫其咽喉，引其上吐，必尽吐出而愈。

又方《辨证录》

白矾五钱　瓜蒂七枚

水煎服，非吐即泻，而愈。

○食松蕈中毒《本朝经验》。

吃豆腐解之。

○诸蕈如储蕈之属，经久皆毒，人食之，并有害，茄子水煮食之，且饮煮汁解之《本朝经验》。

○野菌毒《百病主治》。

甘草煎麻油服　防风汁　胡椒　生姜　梨叶汁　荷叶煎　阿魏　童尿　人屎汁。按：《吴蕈谱》云，食蕈中毒二便频遗，身软口呿，以甘草浓煎灌之，获愈。

○食芋中毒《本朝经验》。

地浆　生姜汁

○食蟹中毒，疗之方《金匮》。

紫苏煮汁饮之，捣汁饮之亦良。

又方《本草》

生藕汁　煮干蒜汁　冬瓜汁　丁香

上服之并佳。

又方《证治要诀》

丁香末，姜汤服五分。

又方《乡药集成》

大黄　紫苏　冬瓜

上水煎，一大盏服之效。

○蟹柿相反，令人吐血，服此解《本草》。

芦根汁

○蟹柿反恶，若连食时，莫教吐尽，血随之《澹轩方》。

木香急煎汤饮之奇效。蟹柿反恶大吐继之以血，昏不识人，病垂殆，用木香饼子灌之，见《百一方》。

○食鲛鮧鱼中毒《金匮》。

芦根煮汁服之，即解。

又方《百一》

五倍子　白矾

上等份，为细末，水调灌之。

又方

槐花脑子

上为细末，水调灌之。

又方

以麻油灌之，大吐毒物尽出瘥。

又方《绿竹堂方》

用新鲜肥皂一个，如无半新者亦可，去筋膜内子，去黑壳，捣烂如黄豆数粒，硼砂少许，再共捣匀，切作指顶大，放入口，井水灌下，即愈。

又方《医法指南》

用鸡血灌之。

又方《万全备急》

人屎清汁灌之，吐出得生。芦根汁、绿豆粉、橄榄、甘蔗皆不及也。

瓜蒂散《辨证录》

人有食河豚，舌麻心闷，腹胀气难舒，口开而声不出，疗法宜吐出其肉。

瓜蒂七枚　白茅根一两　芦根一两

水煎汁饮之，必大吐，吐后前证尽解。

○食河豚毒《本朝经验》。

白鲞水煎服，炙食亦可，乌贼鱼墨，最制其毒。

又方

无患子，烧存性，调水服。

又方

蘘荷根，研取汁服之。

又方

古文钱一文，含口中，咽津唾。

○食鱼中毒，面肿烦乱方《金匮》。

橘皮浓煎汁服之，即解。

○鲙食之在心胸间不化，吐复不出，速下除之，疗之方。

橘皮一两　大黄　朴硝各二两

上以水一大升，煮至小升，顿服即消。

○食鱼中毒《万全续方》。

橄榄汁，芦根汁，吃下俱妙。

又方《秘方集验》

冬瓜捣汁饮之。

○虫鱼毒《百病主治》，蓬砂同甘草浸香油，獭皮煮汁并解一切鱼肉虾蟹毒，苦参煎醋，羊蹄叶捣汁或煎解河豚及诸鱼毒。

疗自死六畜肉中毒方《金匮》

黄柏屑，捣水服方寸匕。

疗食生肉中毒方《金匮》

掘地深三尺，取其下土三升，以水五升，煮数沸，澄清汁，饮一升即愈。此即地浆

疗食六畜肉中毒方《千金》

烧赤小豆一升，为末，服三方寸匕，神良。

疗食郁肉漏脯中毒方郁肉密器盖之，隔宿者是也。漏脯，茅屋漏下沾着者是也，○《金匮》

烧犬屎酒服方寸匕，每服人乳汁亦良。犬屎，《肘后》作人屎。
饮生韭汁三升，亦得。

化漏汤《辨证录》

疗食漏脯，致胸膈饱满，上吐下泻，大肠如刀割疼痛。
山楂三钱　甘草五钱　大黄三钱　厚朴三钱　白芷二钱　麦芽二钱
水煎服。

疗六畜鸟兽肝中毒方《金匮》

水浸豆豉，绞取汁，服数升愈。

疗食马肉中毒欲死方《金匮》

香豉二两，杏仁三两，蒸一食顷熟杵之服，日再服。

又方

煮芦根汁饮之良。

疗食牛肉中毒方《金匮》

甘草煮汁饮之，即解。
○疗食野菜马肝肉诸脯肉毒《千金》。
取头垢如枣核大吞之，起死人。

又

狗屎烧灰，水和绞取汁饮之，立愈。

疗诸食中毒方《千金》

饮黄龙汤，及犀角汁，无不疗也，饮马尿亦良，又服韭汁数升。

黄龙汤《本草》

即粪清，大明日，腊月截淡竹，去青皮，浸渗取汁，疗天行热疾中毒。

疗以雉肉作饼臛，因食皆吐下方《千金》

犀角为末，服方寸匕。

○食雉子毒《事林广记》。

饮醋少许即消。

又方《本草》

饮姜汁。

○疗食鸭肉成病，胸满面赤不下食《圣惠》。

糯米泔，温服一中盏。

○疗食白瀹鸡子过多致病《乡药集成》。

苏一升，煮服。一云，蒜一升煮服之。《万全备急》云，取苏子一升煮食之，吐而愈。

○疗中鸩毒气欲死者《圣惠》。

用葛根三合，水三中盏，调饮之。如口噤者，以物揭开灌之。

○食鸡中毒吐不止《万全续方》。

生犀角末，新汲水调下，即愈。

○诸鸟肉毒《事林广记》。

生白扁豆末，冷水服之。

○食鲈鱼中毒欲死《圣惠》。

生芦根，舂取汁多饮，乃良。并疗蟹毒，亦可煮芦峰茸汁饮之。

○食章鱼中毒《本朝经验》。

鹿角菜，汤浸化饮之，亦解诸鱼毒。

又方

热灰投滚汤中，澄清服之。

○食鲣鱼中毒《本朝经验》。

炒豆屑汤，搅饮之。

又方

铁浆饮之。

又方

大黄为末，五六分，白汤送下。

又方

樱叶，水煎服，嚼樱子，亦佳。椿树，薹干者，水煎服。

又方

眼子菜，水煎服，大效。

○解食毒鳖《秘方集验》。

饮蓝汁数碗，如无蓝汁，靛青水亦可。

驹溺汤《辨证录》

疗食鳖而腹痛欲死。

马尿一碗　甘草一两

水煎服，得吐即愈。不吐即再饮，二煎无不愈者。

○中鳖毒《疡医大全》。

白芷　雄黄各三钱　丹砂　山查　枳实各一钱　茯苓五钱

水煎服，一剂痛止，二剂毒出矣。

又方《本草》

胡椒解之。

○马刀毒《本草》。

饮新汲水解之。

○食肉伤《万全备急》。

山楂三十个，捶碎，浓煎汤饮。

又方

阿魏煎汤饮。

○疗饮酒连日醉不醒《肘后》。

芜菁菜，并少米熟煮，去滓冷之，内鸡子三枚，或七枚，调匀饮之二三升。

又方

捣生葛根汁，及葛藤饼，和绞汁饮之，无湿者，干葛煎服佳，干蒲煎服之，亦佳。

○饮酒中毒经日不醒者，今人谓之中酒也，用黑豆一升，煮取汁，温服一小盏，不过三服即愈《医说》。

○饮酒过多不解《万全备急》。

鸡距子煎汁啜之。

○酒肉过度，腹胀，以食盐擦牙漱下，如汤沃雪《万全备急》。

○烧酒醉死《本草》。

急以新汲水，浸其发，外以故帛浸湿，贴其胸隔，仍细细灌之，至苏乃已。

又方《秘方集验》

冷污泥，搭胸前，燥即再搭，直至泥湿为度，自愈。凡酒毒至死，黑大豆二升煎汁饮愈。

又方《医法指南》

饮好醋二杯，即醒。

又方《愿体》

将头发，浸入新汲水内，用热豆腐切片，遍身贴之，冷即更换。再煎葛根汤饮之，醒后宜食绿豆汤。

又方《东医宝鉴》

过饮烧酒中毒，则面青口噤，昏迷不省，甚则腐肠穿胁，遍身青黑冷，吐下血，死在须臾。初觉便脱衣，推身滚转之无数。吐之即苏，又以温汤，裸体浸灌，常令温暖，若灌冷水即死。

又

取生瓜及蔓青，捣取汁，斡开口灌之不住。

又

碎冰频纳口中，及肛门。

又

葛根捣取汁，灌口中，渐醒而愈。

○烧酒以锡壶盛，经宿饮之，令人醉闷不省。

以陈壁土，搅水澄清，入甘草汤灌之，即醒《危证简便》。

○饮酒中毒《本朝经验》。

眼子菜，水煎服之。

○饮点剁酒中毒西洋造者是，○《本朝经验》。

食盐水煮饮三四碗，乃瘥。

○食热面中毒《本草附方》。

萝卜捣取汁饮之。无生者，则取子，水研取汁饮之。

又

地骨皮，煮取汁饮之。

又

赤小豆末和水服，即愈。

又方《万全续方》

暖酒和姜汁服。

○食粽伤《万全续方》。

以水和壁上黄土一钱，即瘥。

○食荞麦中毒《本朝经验》。

杨梅皮为末，白汤送下。

又方

多服萝卜汁亦可。

又

杏仁生唊即消。

又方

萩花茎叶_{即随军茶}

剉，水煎服。

又方

柑皮捣绞汁服。干者水煎服。

又方

海带，水煎服。

○豆粉毒《百病主治》。

杏仁　豆腐　萝卜

○疗豆腐毒《朱氏集验》。

萝卜，煎汤饮之。

又方《入门》

杏仁水研取汁饮之。

又方《东医宝鉴》

过食豆腐，腹胀气塞欲死，新汲水多饮即安，若饮酒即死。

○解盐卤毒《秘方集验》。

豆腐浆灌下，如无生浆，将黄豆浸湿，捣烂灌下，抹桌布水，或肥皂水，皆能令吐，切不可用热。

又方《辨证录》

盐卤之毒，必至口咸作渴，腹中疼痛，身踡脚缩而死。疗法必用甘以解之，用甘草三两，煎汤救之，如服已久，加当归二两，肠润未必皆死也。

○多吃茶中毒《本朝经验》。

砂糖，甘草，白梅，酽醋，并解其毒。

○食竹笋中毒《本草》。

生姜及麻油，能杀其毒。

又方《本朝经验》

腹紧满，手不可近，荞麦壳水煎，多饮之。

又

海带煮汁服之，亦可。

○吃油煤诸物中毒《本朝经验》。

柑皮水煮，饮之。

○水芹毒《百病主治》。

硬糖、杏仁同乳饼粳米煮粥食。

○食银杏中毒《百病主治》。

香油多饮吐之。

又

地浆、蓝汁、甘草汁，饮之。

又方《方便书》

银杏树根，煎浓汤灌下，即活。

又方《公选良方》

小儿食之过多，胞胀欲死，急用白鲞头，煎汤，频频灌之，少顷自定。《秘方集验》云，白果多食之，成疯，疗法同上，《疡医大全》云，凡中白果毒，骤然一声即晕去，俨如惊状者是，疗法亦同。

○中白果毒《敬信录》。

将木香滚水磨汁，入麝香少许，服之即解，或将白果壳，捣烂煎服。

○食桃成病《外台》。

桃枭烧灰二钱，水服，取吐即愈。

○食梨过伤《事林广记》。

梨叶，煎汁解之。

○食柑毒《事林广记》。

柑皮汤解，盐汤亦可。

○食菱伤作胀《万全备急》。

生姜汁饮之，立消。

又

麝香少许，水煎服。

○食瓜过多《本草》。

但饮酒及水，服麝香。

又方《万全续方》

食白鲞鱼，即化为水，或加麝香少许。

又

食瓜果伤，心腹坚胀，痛闷不安，用盐二两，水一碗，煎消炖服，吐下即安。

○食西瓜中毒《本朝经验》。

番椒，剉浸水饮之。

○食胡椒中毒《本朝经验》。

绿豆粉解之，呛而欲绝者，香油灌之番椒同。

疗食诸菜中毒方《千金》

甘草　贝齿　胡粉各等份

上为细末，水服方寸匕。

又

小儿尿、乳汁，共服二升，亦好。

又方《外台》

取鸡毛，烧末，以饮服方寸匕瘥。

○疗食诸菜中毒，发狂烦闷，吐下欲死《圣惠》。

鸡粪烧灰为末，水服一钱，未解更服。

又方《本草》

甘草，香油，并佳。

○中莴苣毒《医说》。

生姜汁，或浓姜汤服。

○食杂瓜果子过多，腹胀气急《东医宝鉴》。

桂心为末，饭丸绿豆大，以水吞下十丸，未愈再服。

又

桂皮浓煎，取汁饮之。

又

服瓜蒂散吐之，即愈。

又方《入门》

桂心末五钱，麝香一钱，饭丸绿豆大，白汤下十五丸，即效，名曰桂香丸。

○吃果腹痛《事林广记》。

高良姜末，热汤调服，立见效。

凡海中菜，多食损人。令腹痛发气，吐白沫，饮热醋即安。凡海菜伤皆同此法《东医宝鉴》。

○饮冰水，及凉水过多，心脾疼痛《万全续方》。

用川椒二十粒，浸于浆水中一宿，还以水吞之，其病即愈，永不发。

○解烟毒《秘方集验》。

砂糖调水服。

○烟毒发热，咳嗽大作，服之而痊《医意商》。

麦冬　知母　山栀　花粉　黄芩　苏子　甘草　蒌仁　枇杷叶

煎成去滓，入砂糖一两和服。

○食诸肉中毒，或吐下血，胡荽子一升，煮令发裂取汁，停冷，每服半升。又生韭汁饮之《本草附方》

○疗食诸毒肉，吐血不止，萎黄甚者，用葱子一升，洗煮使破，取汁停冷，服半升，日夜各一服，血定止《卫生易简》。

消肉化毒丹《辨证录》

人有食牛犬之肉，一时心痛，欲吐不能，欲泻不可，宜用吐法，亦有探吐之不应者，疗法宜消化解毒。

神曲　雷丸　山查　大黄各三钱　厚朴　枳实各一钱

上水煎服，此方乃逐下之神方，倘可上涌，不必用此方。

黄龙汤《奇效良方》

疗因食中毒。

上将灶底当釜直下掘赤土，为细末，以冷水调，随多少服之，或以犀角水磨取汁饮，亦疗食六畜肉中毒，大效。

○饮食毒物《瑞竹堂方》。

硼砂四两，真香油一斤，瓶内浸之，遇有毒者，服油一小盏，久浸尤佳。

又方《本草》

雄黄，青黛，等份，为末，每服二钱，新汲水下。

神仙解毒万病丸一百

解一切药毒，恶草菰子菌蕈金石毒。吃自死马肉、河豚发毒，时行疫气，山岚瘴疟，急喉闭，缠喉风，冲冒寒暑，热毒上攻，或自缢死，落水打折伤死，但心头微暖，未隔宿者，并宜用生姜、蜜水，磨一粒灌之，须臾复苏。痈疽发背未破，鱼脐疮，诸般恶疮肿毒，汤火所伤，百虫犬鼠蛇伤，并东流水磨涂，并服一粒。良久觉痒立消，打扑损伤折，炒松节酒磨下半粒。朝鲜李宗准，紫金丹方云，如无松节酒，以炒松节，入酒汤用。乃以东流水，磨涂，男子急中，及颠邪喝叫乱走，女人鬼气鬼胎，并宜暖酒磨下，一丸可分两服，有毒即吐，或利，毒尽自止。李宗准云，通利一两行无妨只用温粥止住。大抵下泄药，例多上吐，如欲吐则吐，温粥一二匙压下，则不吐。孕妇不可服。

文蛤三两，淡红黄色者，捶碎洗净，《本草》云，五倍子一名文蛤　红芽　大戟一两半净洗　山茨菰二两洗，即鬼灯檠金灯花根也，○《臞仙活人心》云，人皆不识以老鸦蒜为之，其山茨菰者，俗名金灯笼，其叶似韭，花似灯笼。其色白，上有黑点，结子三棱，二月长苗，三月开花，四月苗枯，挖地得之。其茨菰上有毛包裹，人不可识采时可于有苗时，记其地。至秋冬取之，此药中其山茨菰不真，则药不效。李宗准曰，《本草》云，叶如车前，根如慈姑，则与余所得根如小蒜，叶如韭者病，乃知臞仙所云者，与余同。而亦为《本草》所谓零陵团茨菰无疑矣。但其花上黑点，或有或无，亦岂风土之异矣，○按《叶氏录验》，《杨氏家藏》并云，山茨菰，乃是玉簪花根白花者，今考《本草》无其说，尤可疑，录以待识者辨之　续随子一两，去壳秤，研细，纸裹压出油，再研如白霜　麝香三钱研

上将前三味，焙干，为细末，入麝香续随子，研，令匀，以糯米粥为丸，每料分作四十粒，于端午七夕重阳日合，如欲急用，辰日亦可。于木臼中杵数百下，不得令妇人孝子不具足鸡犬之类见之。李宗准云，今案合末重七两八钱，然为飞罗所次，不过七两五钱，每剂可用糯米二合，淘净作浓饭。重六两六钱合糊重十四两强，杵后重十四两三四钱，盖捣时或粘着，干燥则添水故也。陈自明臞仙王应猗，皆以一剂分为四十粒，余恐人不度气之强弱老幼，概服一粒也，今分为八十粒，王应猗所谓每服半粒，亦此意也。

万病解毒丸《得效》

文蛤一两半　山茨菰一两　续随子半两　麝香一钱　大戟七钱半　全蝎五枚　山豆根半两　朱砂　雄黄各二钱

主疗修制同上。

太乙神丹一名追毒丹《乾坤生意》

文蛤三两　山茨菰二两　大戟两半　千金子一两　麝香三钱　雄黄一两　朱砂五钱

上主疗修制同上。《外科正宗》，太乙紫金丹即是，〇按：解毒万病丸，始见《叶氏录验》方，名圣授夺命丹，又观音散，而《杨氏家藏》方加板蓝根，名解毒丸。然其主疗修制之详，至《百一方》而备焉，后世或名玉枢丹，或名紫金锭，皆此方耳，而诸家增味颇多，特危氏万病解毒丸，臞仙太乙神丹，诸家多采用，故附于此。

跋

　　医有读汗牛之书，而不能施理者焉。又有好施理术而不识一丁字者焉。故世人恒嘲言，读书者不善理，善理者不读书，其为弊也久矣。殊不知读书而不善理者，剗精刓神于无用之学也，施理而不读书者，师心逞臆于司命之职也，均是吾道贼蠧贼，其不罹天纲者。侥幸而已矣。吾先人创建医学意在矫此二弊焉。伯兄廉夫继先志，上自乾元崇文之秘帙，石包天承之奥册，下至山经地志，裨乘謄说。苟涉係吾道者，莫不搜索而采撷也。今日所处剂者，即昨日所抄誊，善读而善理者，唯吾伯兄有焉。如此，然后可能解世人之嘲矣，盖无人选剂急方，有意补续，未果而逝。故伯兄继其志云，此书之行，不特在救疾痰之危急而在革医家之宿弊焉。伯兄之志能达寰宇，则医家负书籍之谤者，与错用锡锡之人，均当愧沮而悔改焉。其功于吾道，岂浅浅乎哉，癸亥正月初九日胞弟汤川傔安道跋。

　　家君以济衆为几任，每慨今世医家，或平素不研其术。一旦遇卒暴之证，错愕失措，遂致夭褙，乃病在蓐也，著此书以备应急之资，其启来学，惠亦普矣。享和初付之开雕，未几毁于火。今兹再命剞劂，广刷行之，医家预读此书，精穷其术，使世人无复毙乎萎靡手则家君济衆之功亦与天壤不朽云。

文化庚午孟冬既望不肖男元胤奕祺谨题

附

引用书简称全称对照

《金匮》《要略》：东汉·张仲景《金匮要略》

《古今录验》：唐·甄权《古今录验方》

《千金》：唐·孙思邈《备急千金要方》

《千金翼》：唐·孙思邈《千金翼方》

《肘后》：晋·葛洪《肘后备急方》

《外台》：唐·王焘《外台秘要》

《医统》：明·徐春甫《古今医统大全》

《三因》：宋·陈言《三因极一病证方论》

《得效》《得效方》：元·危亦林《世医得效方》

《要诀》：明·戴元礼《证治要诀》

《广笔记》：明·缪希雍《先醒斋广笔记》

《直指》：宋·杨士瀛《仁斋直指方》

《本事》：宋·许叔微《普济本事方》

《局方》：宋·太平惠民和剂局《太平惠民和剂局方》

《圣惠》：宋·王怀隐《太平圣惠方》

《惠济》：明·王永辅《惠济方》

《景岳》：明·张景岳《景岳全书》

《济生》《严氏》：宋·严用和《严氏济生方》

《入门》：明·李梴《医学入门》

《玄珠》：明·孙一奎《赤水玄珠全集》

《拔萃》：元·杜思敬《济生拔萃》

《永类》：元·李仲南《永类钤方》

《锦囊》：清·冯楚瞻《冯氏锦囊秘录》

《统旨》：明·叶文龄《医学统旨》

《寿域》：明·朱权《寿域神方》

《澹寮》：元·僧人继洪《澹寮集验方》

《辨惑论》：元·李东垣《内外伤辨惑论》

《奇效》：明·董宿原《奇效良方》

《百一》《百一方》《百一选方》：宋·王璆《是斋百一选方》

《圣济》：宋·太医院《圣济总录》

《本草》：梁·陶弘景《本草经集注》

《杨氏家藏》：宋·杨倓《杨氏家藏方》

《兰室》：元·李杲《兰室秘藏》

《准绳》：明·王肯堂《证治准绳》

《正宗》：明·陈实功《外科正宗》

《元戎》：元·王好古《医垒元戎》

《宣明》：金·刘完素《宣明论方》

《大全良方》：宋·陈自明《妇人大全良方》

《方考》：明·吴崑《医方考》

《产育》《产育集》：《产育宝庆集》

《中藏》：东汉·华佗《中藏经》

《总微论》：《小儿卫生总微论方》

《纲目》：明·楼英《医学纲目》

《新书》：宋·刘昉《幼幼新书》

《启玄》：明·申斗垣《外科启玄》

《精要》：宋·陈自明《外科精要》

《类要》：明·薛己《正体类要》

《十便》：宋·郭坦《新编近时十便良方》

《保元》：明·龚廷贤《寿世保元》

《愿体》：清·史典《愿体集》

索 引

（按笔画排列）